PART
1

関節モビライゼーションとは?

関節って何？

そもそも関節とは、骨と骨のつなぎ目であり、体を動かすためになくてはならないものです。

体を動かそうとすると、筋肉の働きで骨を動かしますが、関節がなければ骨同士がぶつかり合うだけ。ぶつからずに、むしろ連動して、歩く、しゃがむ、物をつかむなどの複雑な動きができるのは関節のおかげです。

関節は、個人差はありますが、体に約２６０カ所以上あるといわれています。首や肩、肘や膝、アゴや手首、足首、股関節など、みなさんも思い浮かべられるものが複数あると思います。

各関節には骨と骨を結ぶ接合部があります。接合部といってもピッタリとくっついているわけではなく、骨同士がぶつからないようにスキマがあります。そのスペースのおかげで、骨がなめらかに動き、スムーズな動作が可能になります。

この接合部のスキマを守り、骨と骨をつなぐ役割を持つのが**関節包《かんせつほう》**です。

関節包は強度としなやかさを持つ組織です。

例えば肘の曲げ伸ばしができるのは、肘関節の関節包に支点としてブレない強度があるから。伸ばしきったところでさらに伸ばそうとするとわずかに弾力があるのは、肘関節の関節包にしなやかさがあるからです。

つまり、人が人らしく動くために必要なのが関節で、その中でも関節包が重要な役割を担っているということです。

運動不足や加齢、悪い姿勢で硬くなる

手の指や手首を骨折したことがある人は、経験したことがあるかもしれません。骨折した患部をギプスで固定して治療すると、完治後に指や手首がしばらく動かしづらくなります。

これは長期間、その患部の関節が使われずにいたため、筋肉と関節包が硬くなったことで起こる現象です。

関節包は適度に動かしていないと次第に硬くなり、関節そのものを硬くします。

運動不足という人は、すでにどこかの関節が硬くなっている可能性が高いです。

悪い姿勢のままでパソコン作業したり、長時間同じ姿勢でスマホを利用することが毎日の習慣になっていると、関節はやはり硬くなります。

関節が硬くなる具体的な習慣を次に挙げます。心当たりはありませんか？

▼**足を組んで座ることが多い。**

▼**体を傾けて座ることが多い。**

▼**肩掛けのバッグをいつも同じ側に掛けている。**

▼**スマホを長時間操作している。**

▼**デスクワークで長時間同じ姿勢で座っている。**

▼**靴底のかかとの外側の部分がすり減っている。**

このような習慣を放っておくと、体の一部の関節に負担がかかり、関節包が硬くなって、関節のスムーズな動きができなくなります。それが原因で体のゆがみにつながります。また、**高齢になってくると変形性関節症になる人がとても多い**です。

関節は、加齢でも硬くなるのです。

悪習慣や年齢を重ねていき、関節が硬くなる状態を放置していると、いずれ痛みを伴う症状を引き起こします。

若い頃から、そして毎日の関節ケアが非常に大切なのです。

関節モビライゼーションとは？

紀元前からあったといわれる**関節モビライゼーションは、硬くなった関節を軟らかくし、関節の可動域を改善する方法**です。理学療法士の世界では、治療手段の一つとして受け継がれてきました。

首、肩、腰、膝、足首など関節に痛みを抱えているとしたら、関節モビライゼーションがとても効果的です。

膝の痛みで杖をついて来院した人が、関節モビライゼーションで膝の動きが変化し、**杖を忘れて帰った**という半ば笑い話のようなこともありました。

もちろん劇的な効果ばかりではなく、**継続して行う中で少しずつ変化が見られてくる**というケースや、**これ以上悪くならないようにと予防のために継続的に行う**ケースも少なくありません。

頭痛、肩こり、腰痛……様々な不調を改善

一方で今、専門家に治療を頼むほどの痛みがない人にも、関節モビライゼーションはとても有効なものです。

関節の硬さはどんな人にも必ずあり、その影響で血流が滞り、ちょっとした不調につながるからです。

例えば、肩こりは首や肩まわりの筋肉が張っていることが原因とされますが、それは関節が硬いことで筋肉が動きづらくなって張っているということ。

つまり、硬くなった関節がその周囲の筋肉を硬くし、様々な不調の原因になるということです。

関節モビライゼーションは、関節を軟らかくし、その可動域を高める手法なので、

日常的な不調にも効果的なのです。また、硬くなった関節があると周囲の筋肉も硬くなるということは、関節が軟らかくなれば、周囲の筋肉も軟らかくなります。

ストレッチとは何が違う？

ストレッチはおもに筋肉を伸ばすものです。一方、関節モビライゼーションは関節の周囲に存在している「**関節包**」という組織の柔軟性を引き出していきます。**関節包内運動**という関節の中の小さな動きをよくすることで、関節全体の動きがよくなるのです。

ストレッチを続けてもなかなか筋肉が伸びず、体が軟らかくならない。そんなことを感じている人は多いのではないでしょうか。

先ほどお伝えした通り、筋肉が張って硬くなる根本原因は関節の硬さです。関節モビライゼーションは関節包内運動で関節をゆるめることで、ストレッチ効果を高めてくれるものでもあります。

わずか数ミリの動きが大きな変化を生む

関節包内運動は**数ミリ単位の動き**というのが特徴です。特に「**仙腸関節**」という**骨盤の関節は可動範囲**が「1ミリ」といわれています。

そのわずかな動きが、体全体の動きに関わります。専門家の中でも特に熟練者は仙腸関節のモビライゼーションだけで、かなりの範囲を治すことができるといわれています。

「本当かな？」と思うかもしれませんが、国家資格である理学療法士の教科書に出てくるほど有名な話です。

専門家でなくてもできる？

関節モビライゼーションを実践するには当然専門的な知識が必要です。関節の場所を正しく把握する解剖学の知識と、関節に触る触診技術が必要になります。

一般の人には関節を覆う筋肉や皮膚が邪魔して、関節の場所を探すことさえ難しいと思います。
間違えて行うと、かえって症状を悪化させることもあります。
でも、安心してください。本書で紹介する体操は、多くの患者さんに指導してきた経験から、**安全性を確認できたものばかり**です。
その分、専門家による本来の関節モビライゼーションで得られる効果にはおよびませんが、これも多くの患者さんの**改善効果を確認**できています。
なお、様々な技術体系からアレンジしてメソッド化してきましたが、特にマリガンの運動併用モビライゼーションの概念は大いに参考にさせていただきました。

自分でできる「関節モビ体操」

さて、私が確立した体操は「**関節モビ体操**」という名称です。
関節の小さな動きを引き出していこうというのですから、体操自体はとても「地味」なものになります。
PART3を見ていただければ、わかると思います。しかし、**正しく実施すると**

効果を実感できるものばかりです。

さて、「関節モビ体操」の特徴は地味なだけではありません。**関節をピンポイントで触れなくても、その周辺を押さえたり、マッサージするだけでも効果が生まれる**ように、やり方を工夫しています。

仙腸関節、腰椎《ようつい》、胸椎《きょうつい》……といった難しい名前の関節、あるいは筋肉や骨の名前が説明上たくさん出てきますが、写真のモデルさんを参考に、だいたいの触る位置を確認して実践してもらえれば、大丈夫です。

たった1ミリ関節を動かすだけで、体は変化していきます。

だからといって、１回やって終わりでは意味がありません。関節は日々硬くなるものと考えて、毎日「関節モビ体操」をやってみてください。

そして、具体的に痛みや違和感がある場所は、ＰＡＲＴ４にある体操で痛みの改善をしていきましょう。

関節モビライゼーションにストレッチを助ける効果があるように、「関節モビ体操」を毎日行えば、前屈、長座体前屈、開脚などがよりできるようになります。
ＰＡＲＴ５では、「関節モビ体操」をベースに考えた、体型を整える体操を紹介します。興味や悩みのある人は、ぜひ試してください。

体操をやってみたくなりましたか？
でも、慌てずに次のＰＡＲＴ２を読み進めてください。体の主要な関節の状態をセルフチェックしていきます。

「関節モビ体操」は多くの人に効果があるものですが、例外があります。それは、**関節がゆるい場合**です。関節をゆるめる技術ですから、すでにゆるい場合は対象ではありません。その時は硬い関節を探して行いましょう。
また、ギックリ腰など関節を痛めてすぐの状態や関節が熱を持っていたりする場合は、悪化する危険があるため専門家の助言を仰いでください。

最後に、関節モビ体操を始めるに当たって、３つ注意点を記しておきます。

▼まわりに障害物がないスペースで体操を行ってください。

▼体操をしてイタ気持ちいい程度は問題ありませんが、不快な痛みや強い違和感がある時は無理をせず、すぐにやめましょう。

▼血圧の高い人、妊娠中の人、持病がある人は控えてください。

ストレッチとは違い、伸びている感じはあまり感じない場合もあります。しかし、痛みなく行えていれば、できていると思ってください。さらに上手くできている時は「なんかいい感じ」と感じます。体の変化を感じ取ろうと意識を向けることが大切です。

PART 2

関節の動きを
セルフチェック

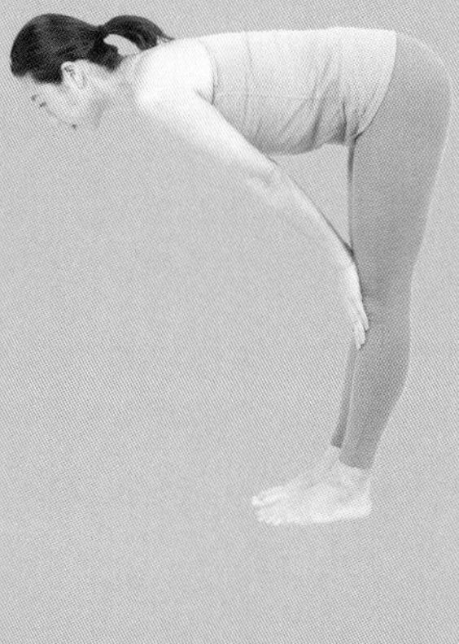

前から見た姿勢

全身鏡で見る、スマホのカメラでセルフタイマー機能を使って撮るなどして、自分の姿勢をチェック。おもに体のゆがみが生じていないかを確認します。ゆがみは肩こりや腰痛、不調の原因になるなど健康に影響をおよぼします。

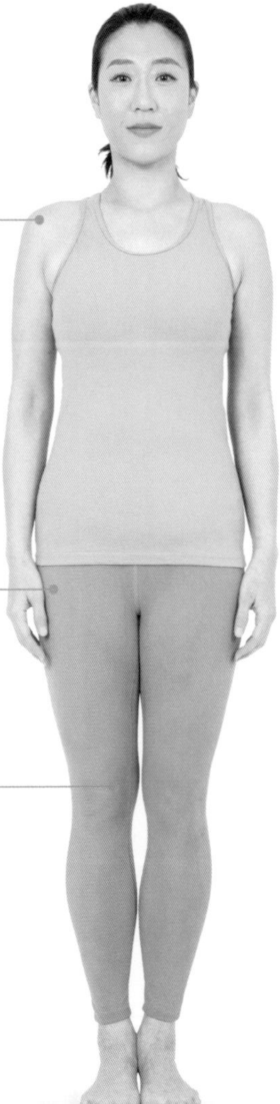

普段通りに立つ

チェックだからといって、背筋を意識的に伸ばしたりせず、いつも通りに立って自分の姿勢を確認してください。両足それぞれの親指とかかとはつけて立ちましょう。

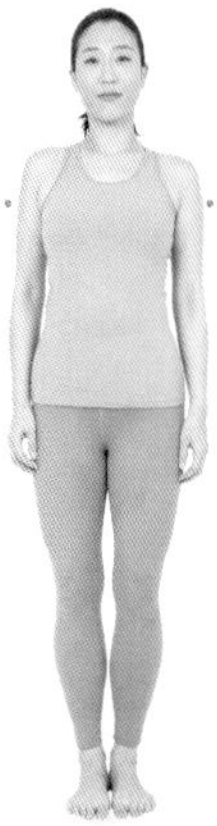

check 1

肩の位置は同じ高さ？

両肩が同じ位置にあるかを確認してください。高さが違う場合は、肩甲骨や背骨、骨盤のゆがみや傾きなどがおもな原因ですが、股関節や膝、足首からも影響がある場合があります。首の痛み、肩こりにつながります。

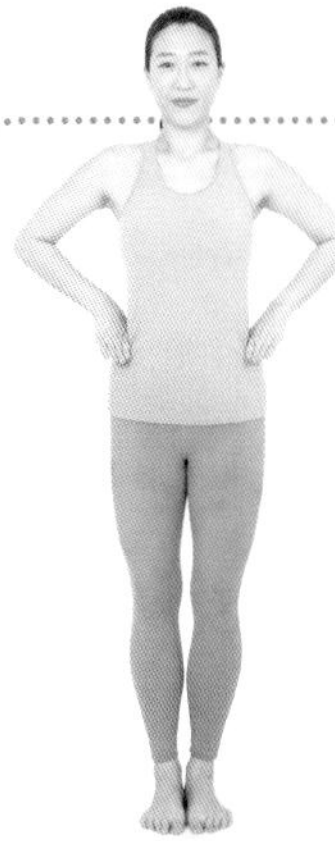

check 2

骨盤の高さは一緒？

骨盤の高さが違うのは、骨盤のゆがみや傾きがおもな原因です。股関節や膝、足首からも影響がある可能性があります。腰痛や肩こり、冷え性、便秘などの原因となり、ぽっこりお腹にもなりやすいです。腰痛や肩こり、冷え性、便秘などの原因となり、ぽっこりお腹にもなりやすいです。

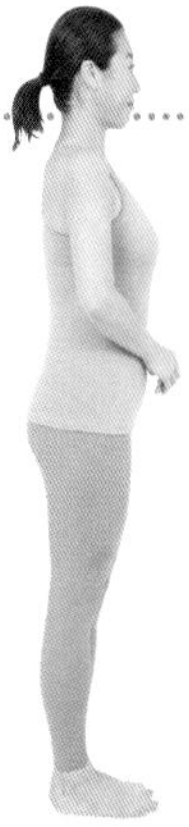

check 3

膝のスキマはある？ ない？

膝と膝の間のスキマがないのが理想です。スキマがある場合は指が何本入るかで、O脚の程度を測ります。指１本以上スキマがある場合は、足首の崩れや股関節の硬さ、筋力低下、骨盤の傾きなどから生じている可能性があります。悪化すると変形性膝関節症や膝痛につながります。

横から見た姿勢

普段の姿勢を横からスマホのカメラにあるセルフタイマー機能を使って撮影してください。体のゆがみを横からチェックします。耳、肩、大転子、くるぶしが一直線に結べる位置にあれば、正しい姿勢です。

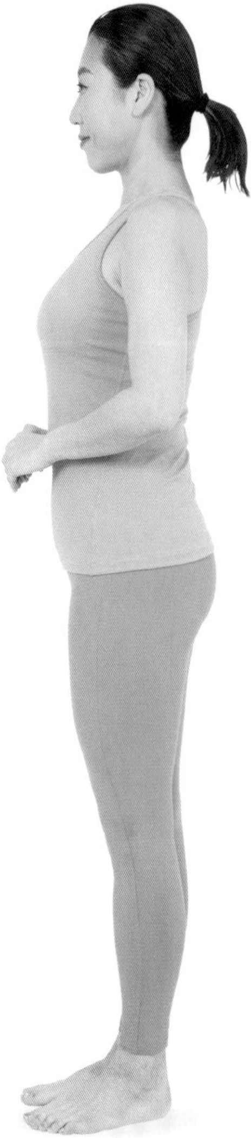

鏡より写真でチェック！

全身鏡より写真を撮るほうがチェックしやすいです。変に意識せず、普段通りのイメージで立ってください。両足それぞれの親指とかかとはつけて立ちましょう。

check

体の4点の位置を確認しよう

横から姿勢を見た時に、耳、肩、大転子、くるぶしが一直線の位置にあるかを確認します。この4点の位置関係がずれていると、体のどこかにゆがみがあることになります。

一直線につながらない場合は…？

耳が前に出ている場合はストレートネックの可能性、肩が前に出ている場合は巻き肩で肩こりの可能性があります。いずれも首や肩の関節が硬くなっていることが原因かもしれません。大転子が前に出過ぎている場合は骨盤が前傾して反り腰になっています。猫背やポッコリお腹、腰痛の原因となります。

関節モビ体操を行うと、体のゆがみが解消され姿勢がよい方向に変化することが期待できます。体操の前後で確認することで効果を可視化することも、モチベーションを高めるために大切です。

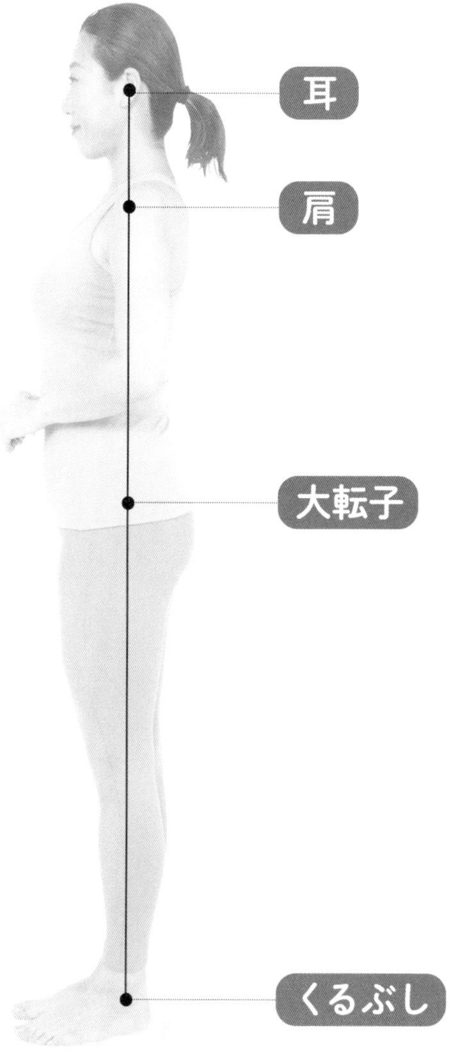

腰の可動域 ❶

腰の可動域を確認するために、前屈と後屈を行います。
どちらも膝が曲がらないように注意しながら行いましょう。

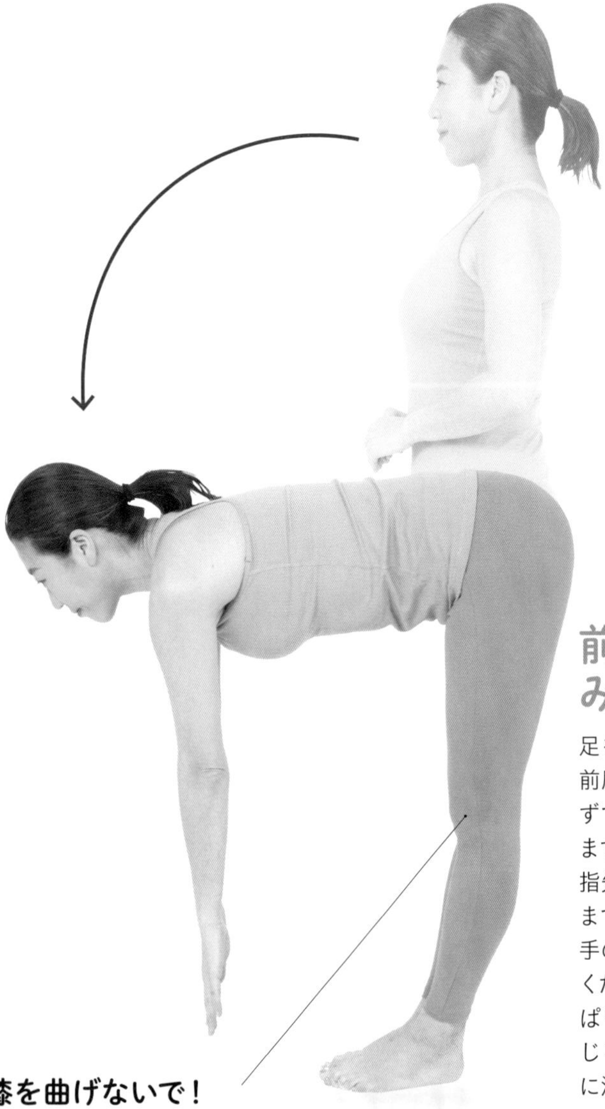

前屈してみよう

足を肩幅に開いて、前屈します。無理せずできる範囲で行います。床に届かない、指先まで、手のひらまでつくなど、床と手の間隔を確認してください。強いつっぱり感や、痛みを感じる場合は、腰痛に注意。

後屈をしてみよう

足を肩幅に開いて、後屈します。無理せずできる範囲で行います。天井まで見える、後ろの壁まで見えるなど、どのくらいまで後屈できるかを確認してください。痛みを感じる場合は、腰痛に注意。

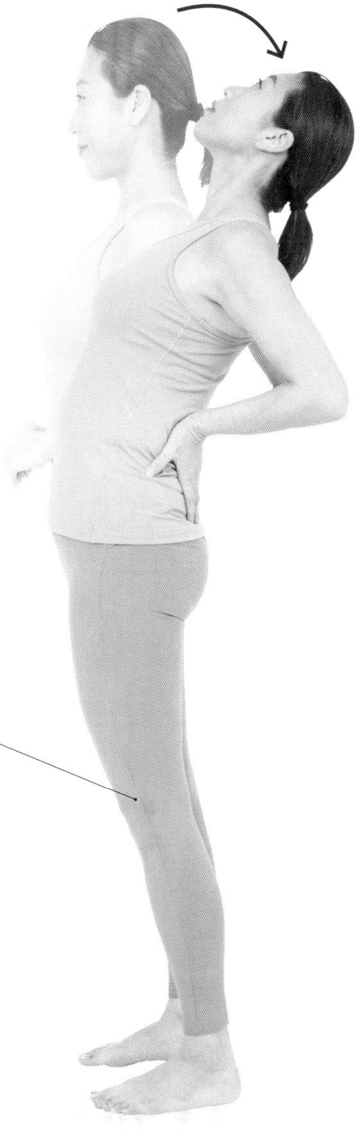

膝を曲げないで！

- ✓ 痛みがある
- ✓ つっぱり感がある
- ✓ 柔軟性を高めたい

P52～58、P73～77へ

腰の可動域 ❷

腰の可動域を確認するために、側屈と捻転を行います。
腰の横方向の動きとひねる動き（捻転動作）を確認します。

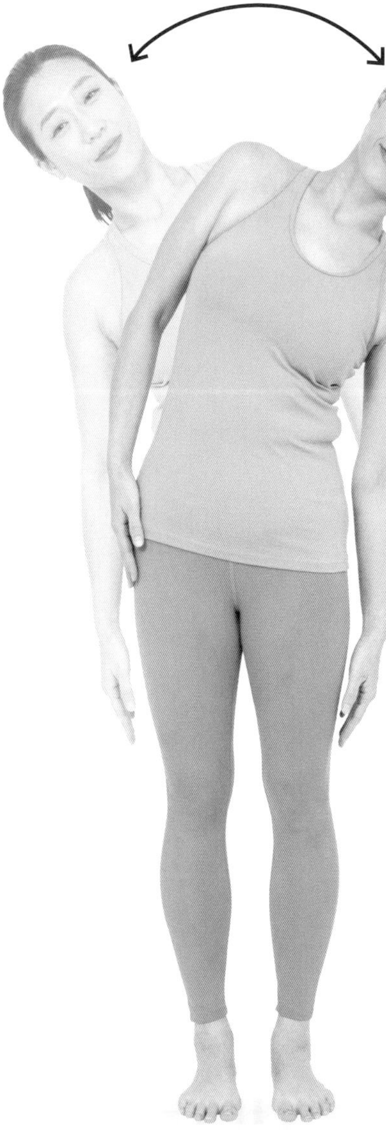

側屈をやってみよう

足を拳1個分開いて、上体を左右に倒します。無理せずできる範囲で行い、腰周辺に痛みやつっぱり感の有無を確認します。全身鏡を見ながら行うと体の動きが確認しやすいです。違和感がある場合は、腰痛に注意。

捻転をしてみよう

足を拳1個分開いて、上体を左右に捻じります。こちらも無理のない範囲で行いますが、できるかぎり最後まで捻じります。どこまで振り向けるかで、現状の可動域を確認します。腰周辺に違和感がある場合は、腰痛に注意です。

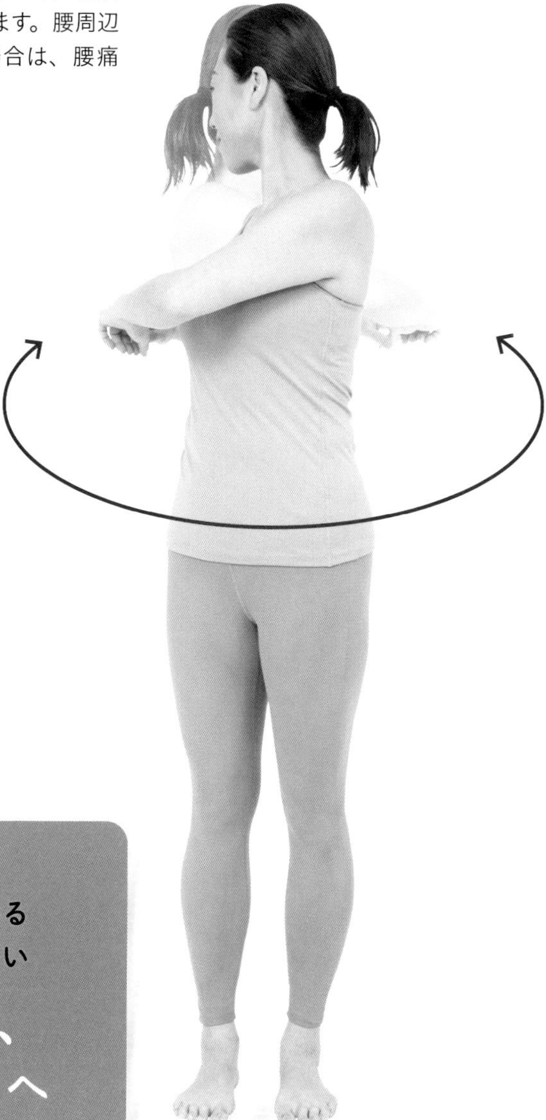

- ✓ 痛みがある
- ✓ つっぱり感がある
- ✓ 柔軟性を高めたい

P52～58、
P73～77へ

首の可動域❶

首の可動域が狭いと頚椎症やストレートネックの原因になるだけでなく、肩こり、頭痛などの不調を引き起こします。まずは首の左右方向の可動域を確認します。

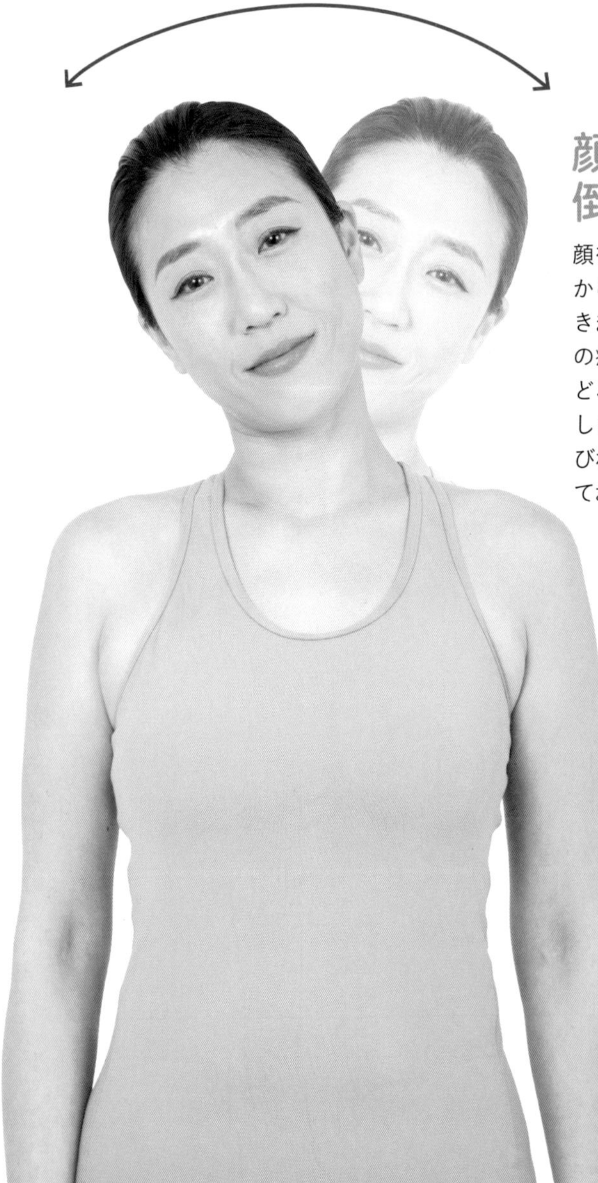

顔を左右に倒してみよう

顔を正面に向いた状態から、左右に倒していきます。倒した時、首の痛みやつっぱり感がどこに生じたかを確認しましょう。痛みやしびれがある場合はやめておきます。

顔を左右に振ってみよう

顔を正面に向いた状態から、左右にゆっくり振ります。振った時、首の痛みやつっぱり感がどこに生じたかを確認しましょう。痛みやしびれがある場合はやめておきます。

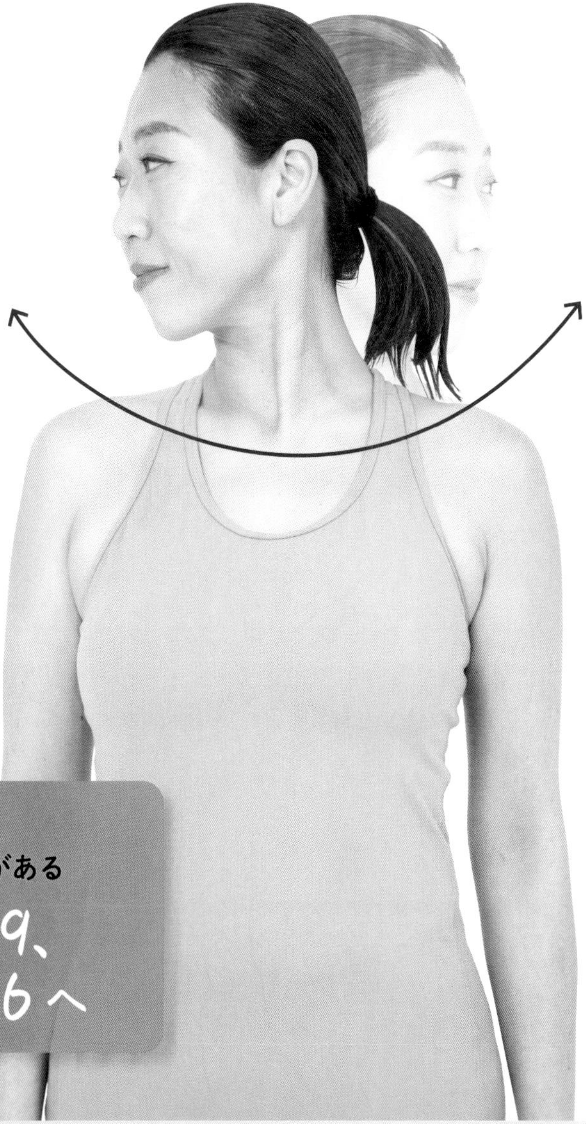

✓ 痛みがある
✓ つっぱり感がある
P56〜59、
P65〜66へ

首の可動域②

首をどの程度上下に動かせるか、その可動域をチェックします。
特に上を向く時に痛みがある場合は、ストレートネックや頚椎症などの不調が疑われます。関節を痛めている可能性もあるため注意が必要です。

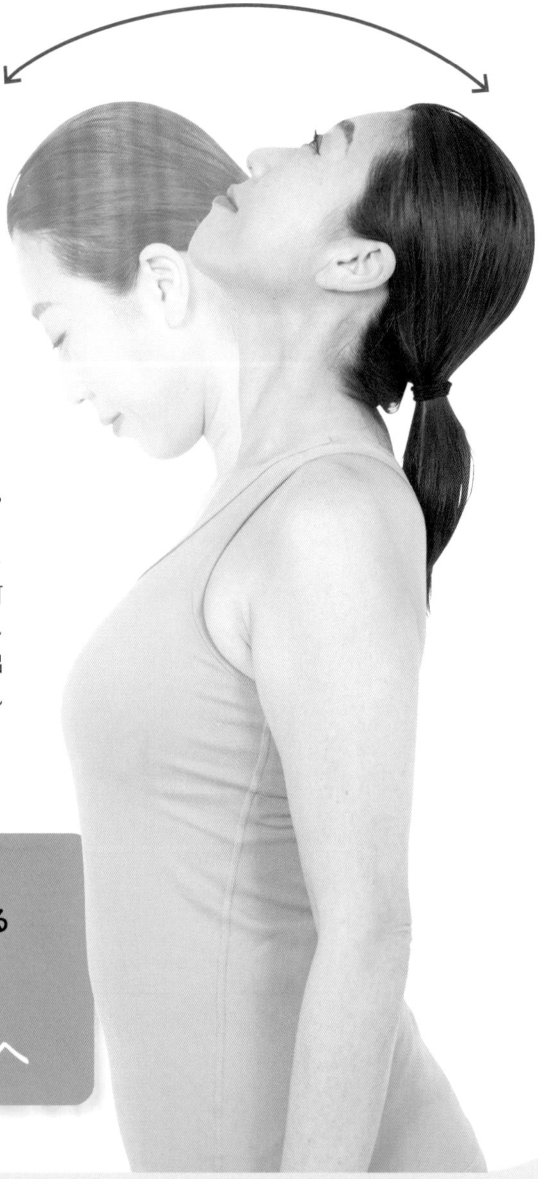

首を上下に振ってみよう

首をゆっくり上下に振って、その可動域を確認します。上を向く時に、痛みやつっぱり感がある場合は、ストレートネックや頚椎症の可能性、肩こりの原因かもしれません。手のしびれが出る場合は神経をはさみ込んでいる可能性があります。

- ✓ 痛みがある
- ✓ つっぱり感がある

P56～59、P65～66へ

肩の可動域❶

**腕をどこまで上げられるか。それで肩の可動域を確認します。
四十肩（五十肩）の場合は腕が上がりにくくなります。
肩関節の動きが悪いことで、インピンジメント症候群や
胸郭出口症候群といった不調を引き起こすことがあります。**

腕を真上に上げてみよう

背中から指先までのラインが180度になるように、腕を耳につけて上げます。両腕を確認してください。痛みがある、180度まで上がらない、耳につかない場合は、肩まわりの不調を引き起こす可能性があります。

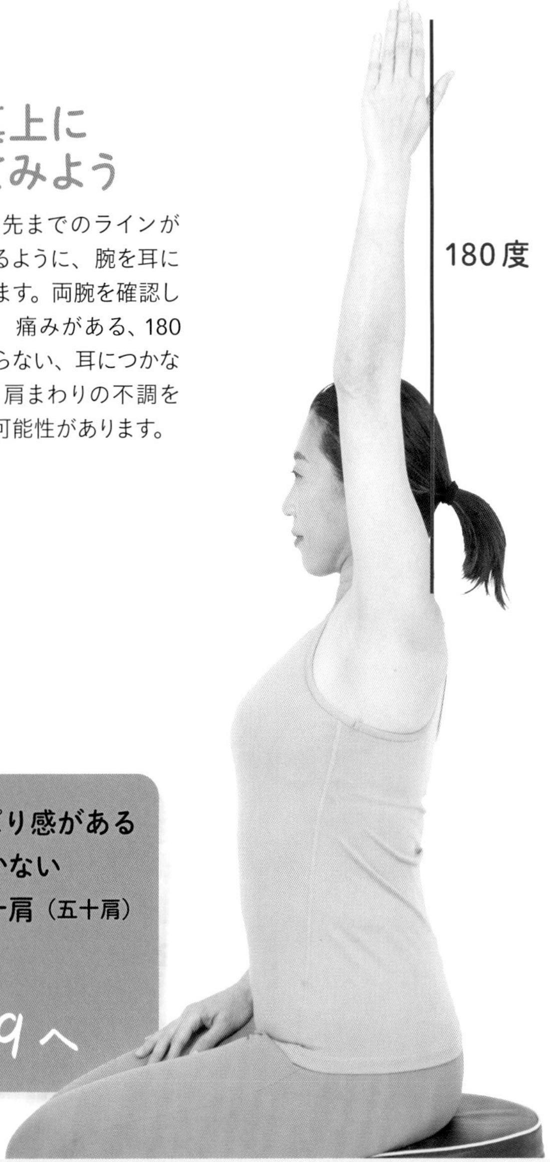

- ✓ 痛み、つっぱり感がある
- ✓ 腕が耳につかない
- ✓ 肩こり、四十肩（五十肩）

P59、
P68～69へ

肩の可動域❷

肩の可動域チェックの別バージョンです。前ページとは違い、
後ろ方向への肩の可動域を確認します。
四十肩（五十肩）を患っている場合、無理せずやってみてください。

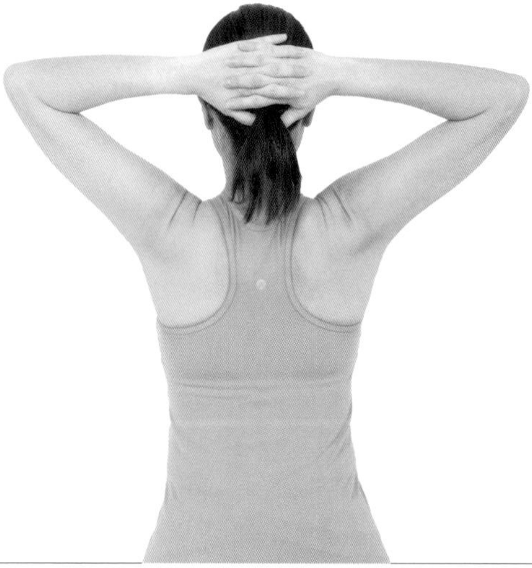

頭の後ろで手を組もう

両手を頭の後ろで組みます。この時に肩まわりに痛みやつっぱり感がないかを確認してください。痛みがある、組めない場合は無理をせず、P68からの運動をやってみましょう。

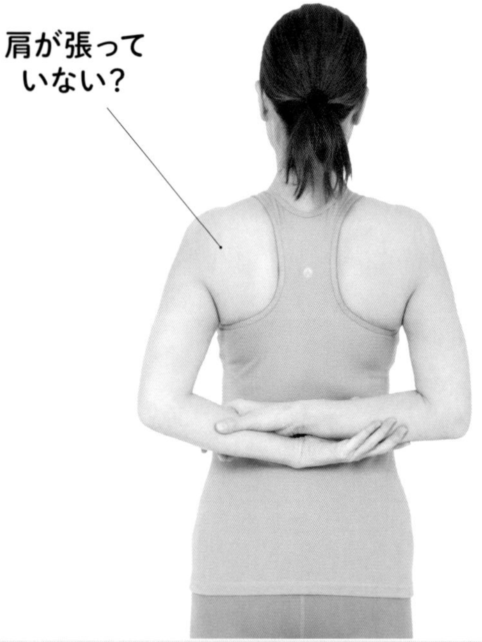

腰の後ろで手を組もう

腰の後ろで両手を組みます。できれば両手で両腕をつかむように深く組みましょう。この時に肩まわりに痛みやつっぱり感がないかを確認してください。痛みがある、組めない場合は無理をせず、P68からの運動をやってみましょう。

肩の可動域 ③

肩の可動域チェックの最終バージョンです。
ここでは肩関節と胸椎の柔軟性を確認します。
肩まわりに痛みがある場合は、できる範囲でやってみてください。

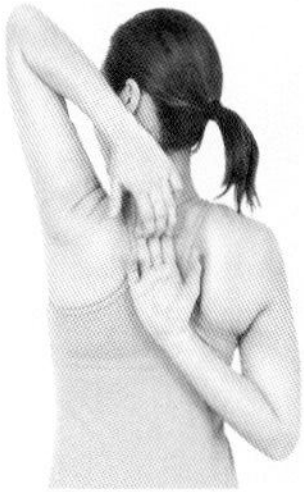

両手の指先が届けばOK。
しっかり手を組めるのが
理想です。

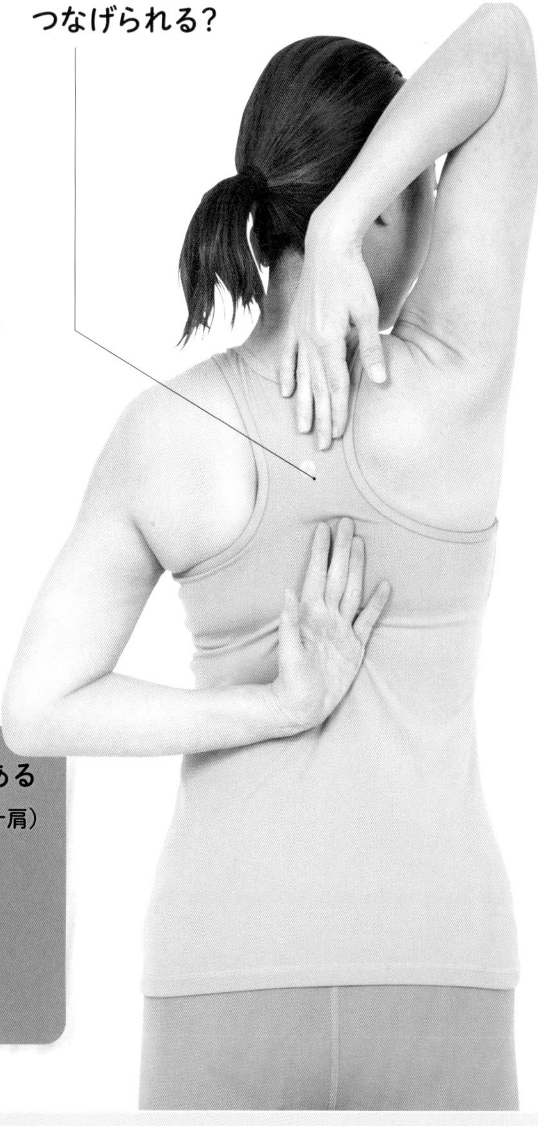

背中の後ろで手を組もう

片方の手は上から、もう片方は下から背中越しに手を組みます。肩関節の柔軟性を確認する時によくある動きです。両手を組めるようになりたい人は下記のページをチェック。

- ✓ 痛み、つっぱり感がある
- ✓ 肩こり、四十肩（五十肩）
- ✓ 柔軟性を高める

P59、
P68～69へ

肘の可動域

**長時間のパソコン作業などで上腕二頭筋が縮まった状態が続き、
肘の可動域が狭くなっている人が増えています。
ここで確認してみてください。**

肘を曲げ、伸ばしてみよう

肘の曲げ伸ばしをして、まっすぐ伸びるか、しっかり曲がるかを確認。145 度まで曲がるのが理想です。

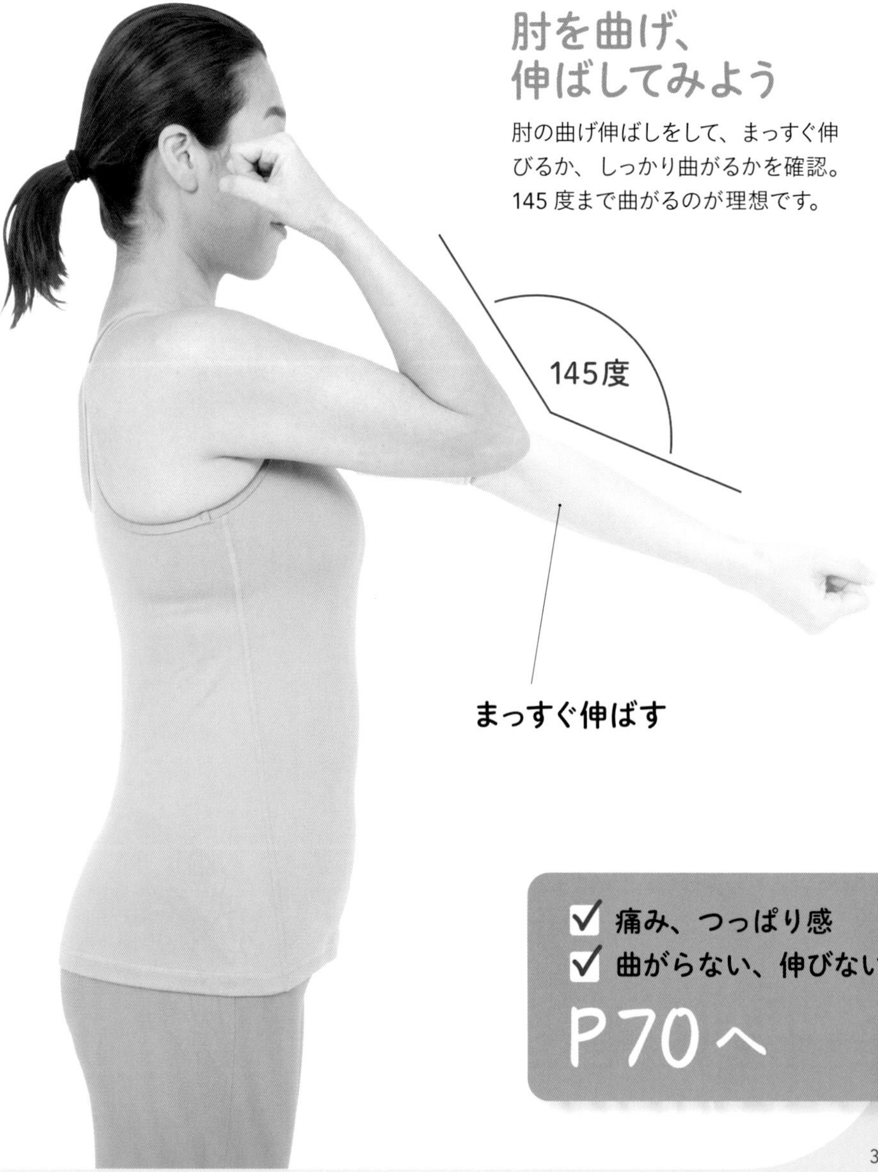

☑ 痛み、つっぱり感
☑ 曲がらない、伸びない

P70へ

手首の可動域

手の関節の可動域チェックがスムーズにできない人は、過去のケガの影響などがあるかもしれません。痛みがあれば、腱鞘炎、リウマチになっている可能性も。

「いえいえ」をやろう

手首を固定して「いえいえ」と言う時のジェスチャーをやってみます。手の甲側に70度、手のひら側に90度曲げられるのが理想です。

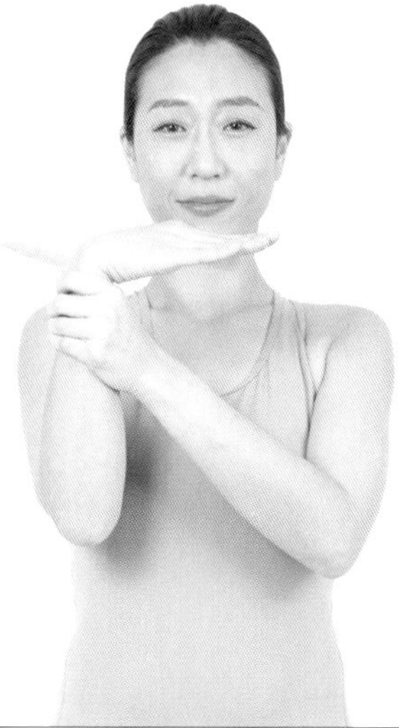

逆「バイバイ」をしよう

手首を固定して、自分に手のひらを向けて「バイバイ」の動きをやってみます。左右に30～45度傾けられるのが理想です。

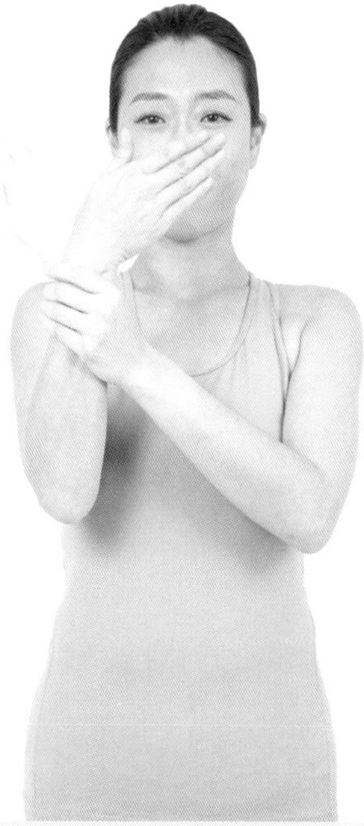

✓ 痛みがある
✓ つっぱり感がある

P71へ

足首の可動域

足首の関節が硬いと捻挫やO脚になりやすいです。
また、足裏が体の内側に向きやすい（内反）、
その逆の外反があると足裏のタコの原因になるだけでなく、
左右にブレる歩き方になり、膝痛や腰痛の原因になることもあります。

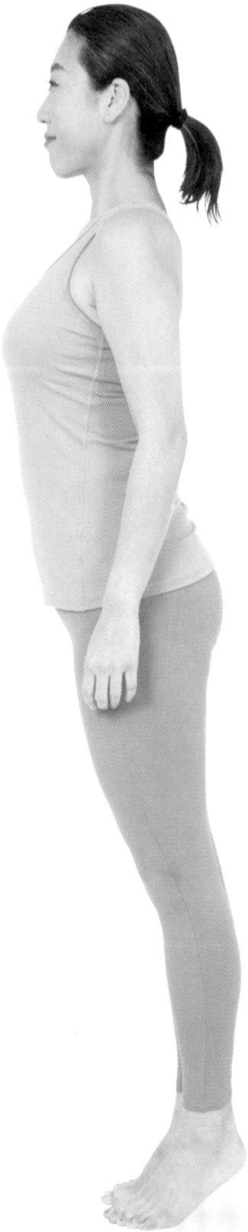

つま先立ちをやってみよう

軽く両足を広げて立ち、かかとを持ち上げる「つま先立ち」を5秒間できるか確認してください。かかとが高く上がるか、その際につっぱり感や痛みの有無を確認します。

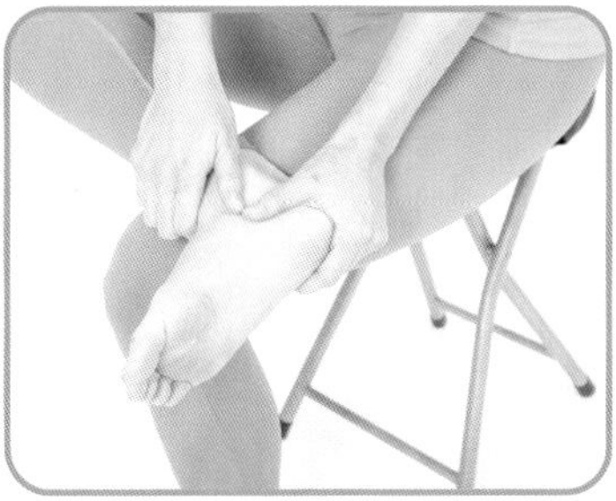

内反、外反をチェック！

片方の足をもう片方の足に乗せて、かかとを片方の手で包みます。両手の親指でくるぶしを押さえながら、足を上下に傾けられるかを確認。上に行きづらい場合は外反、下に行きづらい場合は内反の傾向があります。

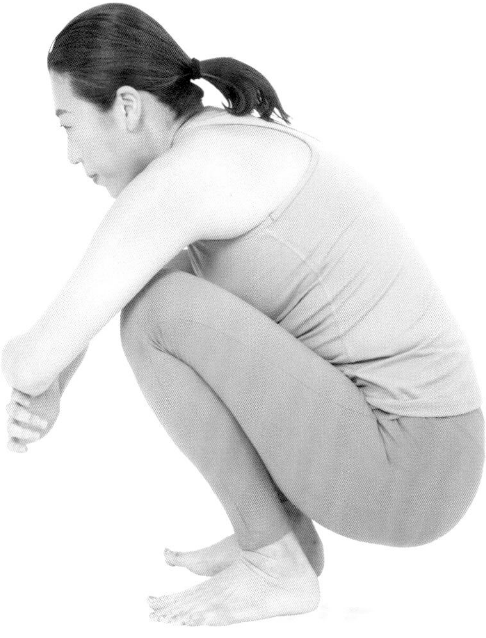

しゃがんでみよう

両足は軽く開き、ゆっくりと上半身を沈めて、足の裏とかかとを床につけたまま深く座ります。和式トイレに座るイメージです。この姿勢ができるかどうか、違和感の有無を確認してください。

- ✓ 痛みがある
- ✓ つっぱり感がある
- ✓ 足の内反、外反

P85〜87へ

股関節の可動域①

体重を支え、立つ、座る、歩くなどの基本動作に重要な役割を
果たすのが股関節。ここが硬いと股関節痛などの原因になるだけでなく、
腰痛など他の部位の不調につながることも。

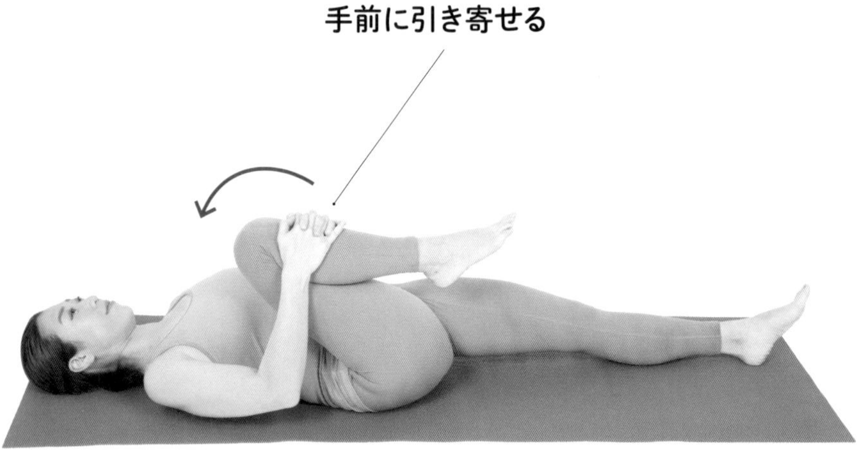

横になって片膝を引き寄せてみよう

仰向けになり、片膝を胸のほうにゆっくり引き寄せます。この時、脚の付け根に痛みがあるかどうかをチェック。もし痛みがあるなら、背中から脚の付け根にかけて斜めに通る腸腰筋の腱が股関節に挟まっている可能性があります。

股関節の可動域❷

股関節そのものの可動域を確認します。脚を横方向に広げる動きで、
痛みやつっぱり感の有無を確認してください。

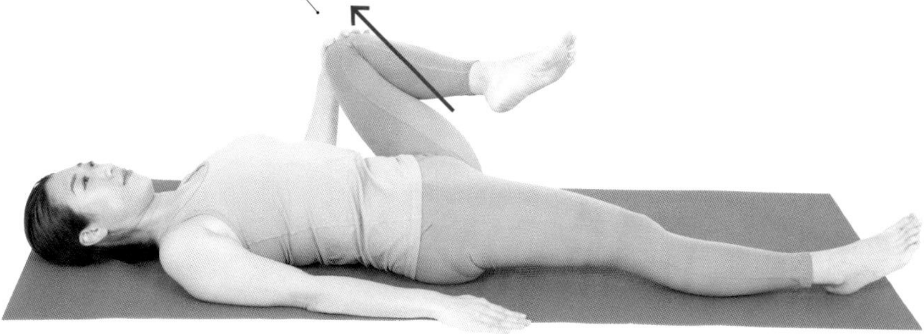

横になって片膝をガニ股にしてみよう

仰向けになり、片膝を曲げてガニ股になるように、膝に手を当て外側に倒していきます。この時、股関節に痛みやつっぱり感を感じるかを確認してください。

- ☑ 痛みがある
- ☑ つっぱり感がある
- ☑ 柔軟性を高めたい

P60～62、
P81～84へ

股関節の可動域③

股関節のまわりにある筋肉の硬いことで、
可動域が制限されていることもよくあります。
ここでは太腿の裏側の筋肉、ハムストリングスの硬さをチェックします。

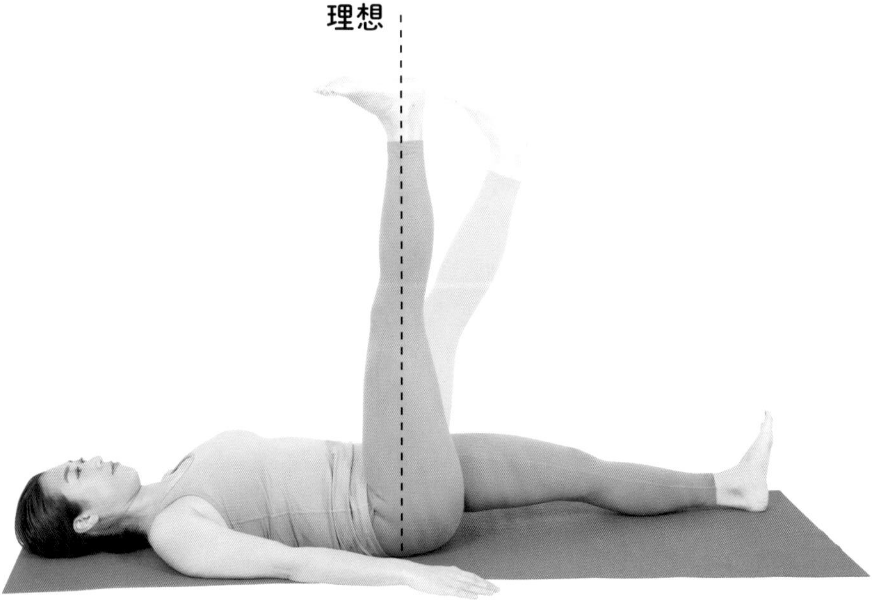

横になって片脚を上げよう

仰向けになり、膝を伸ばした状態で片脚をゆっくり上げていきます。上がる角度の理想は 75 ～ 90 度以上。できない場合は、ハムストリングスの硬さが影響しています。痛みがある場合、変形性股関節症、坐骨神経痛などにつながる恐れも。

股関節の可動域④

股関節まわりにある筋肉の中でも、太腿の内側にある内転筋の硬さを確認します。内転筋が硬いと股関節の動きを悪くし、不調の原因にもなります。

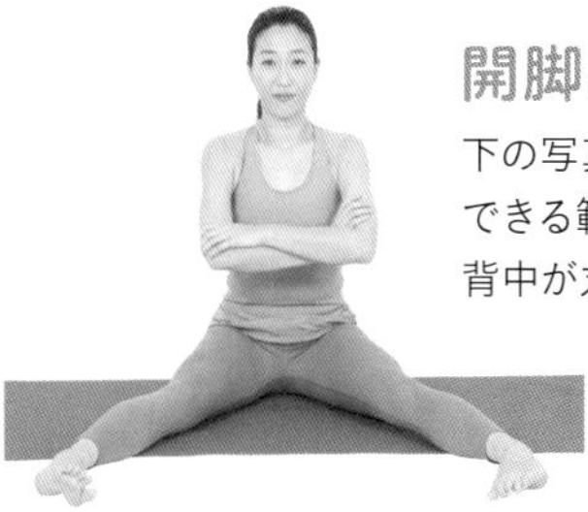

開脚はできる範囲でOK！

下の写真はあくまで理想。今の自分ができる範囲で脚を広げてみてください。背中が丸まらないように注意を。

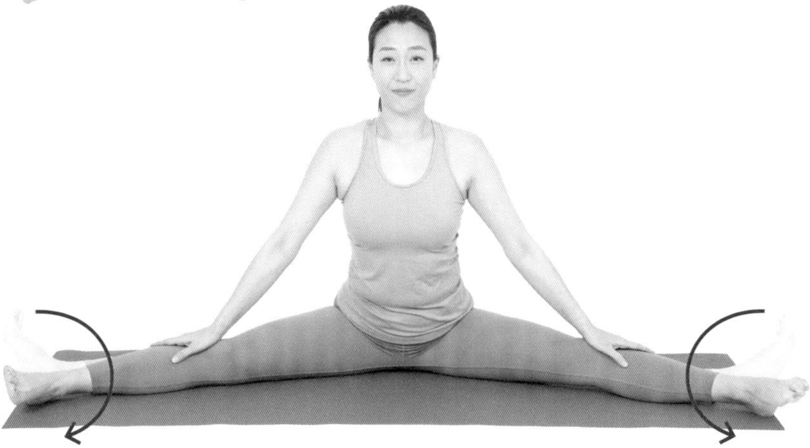

脚を開いて足を前に倒そう

背中を丸めずに両脚をできる限り開いて、両方の足を前に倒せるかをチェックします。同時に太腿の内側（内転筋）に痛みやつっぱり感があるかを確認してください。

- ☑ 痛みがある
- ☑ つっぱり感がある
- ☑ 柔軟性を高めたい

P60～62、P81～84へ

股関節の可動域⑤

股関節まわりの筋肉の１つで、背中から脚の付け根を通る筋肉、腸腰筋の硬さを確認します。

壁に手をついて後方に片脚を引き上げよう

壁と正面に向き合い、壁に手をつき片脚をゆっくり後ろに引き上げます。どこまで上がるかを確認してください。この時、股関節の前側に痛みやつっぱり感があるかもチェックを。

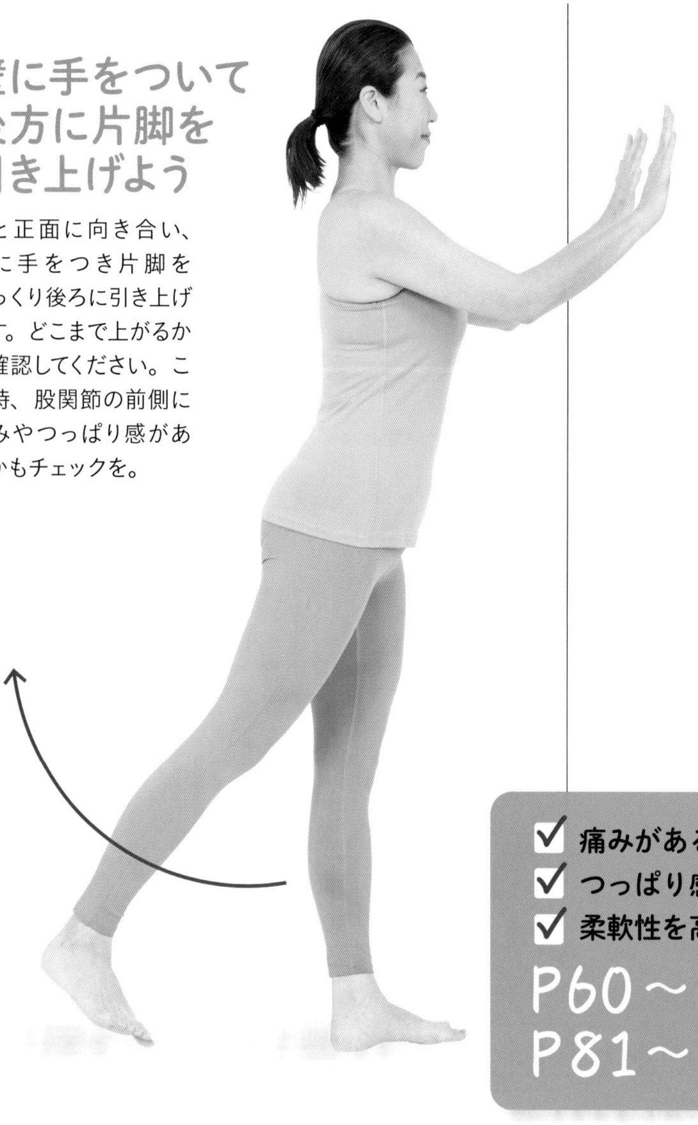

- ☑ 痛みがある
- ☑ つっぱり感がある
- ☑ 柔軟性を高めたい

P60～62、P81～84へ

膝関節の可動域

膝関節はしっかり曲げ伸ばしできるか、屈伸でその可動域を確認します。痛みがある場合は変形性膝関節症、半月板損傷、リウマチ、関節炎などの不調の恐れも。

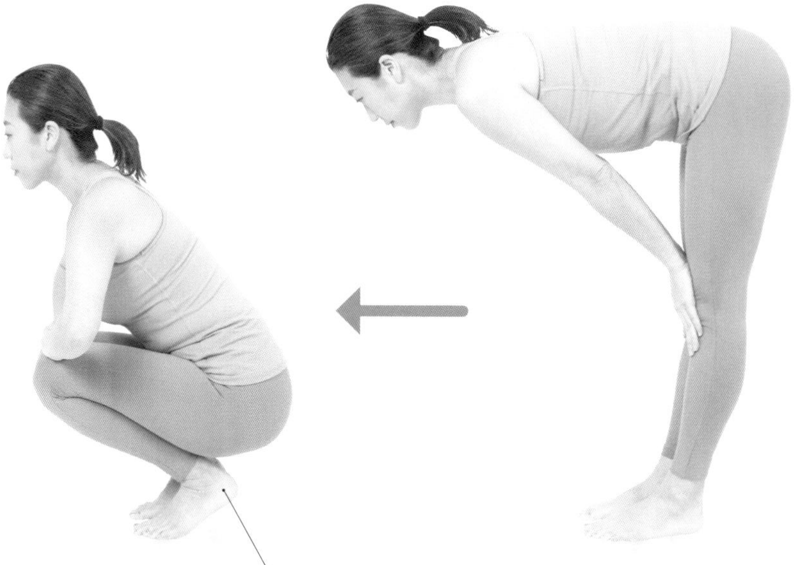

かかとは浮かせよう！

膝の屈伸をやってみよう

足をそろえて、両手は両膝に当て曲げ伸ばしします。膝を曲げる時は、足首の柔軟性が影響するので、かかとは浮かせてOK。しっかり屈伸ができるかを確認してください。つっぱり感がある場合、関節が硬い可能性があります。

✓ 痛みがある
✓ つっぱり感がある

P78～80へ

バランス

**体の重心がバランスよく保たれているかを確認します。
各関節、特に下半身の関節に可動域がないと、
体の重心がどこかに偏り、
悪い姿勢や不調につながります。**

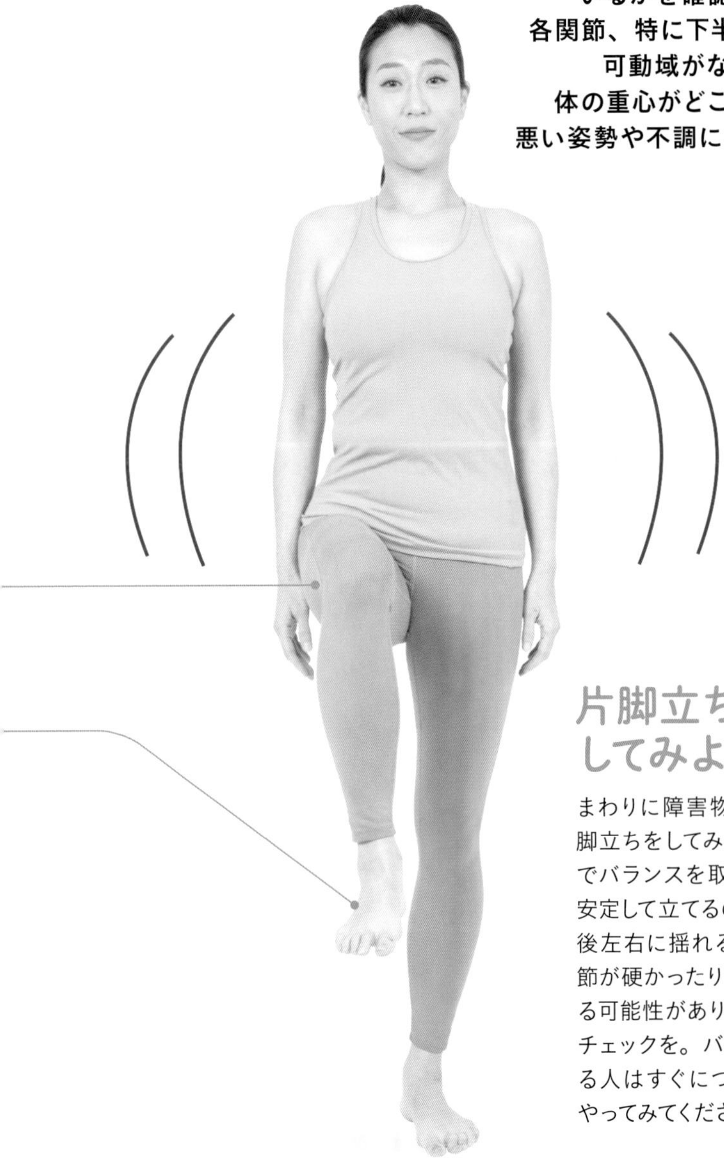

片脚立ちをしてみよう

まわりに障害物がない状況で片脚立ちをしてみてください。両腕でバランスを取らずに10秒ほど安定して立てるのが理想です。前後左右に揺れるのは足首、股関節が硬かったり、足が内反している可能性があります。両脚ともにチェックを。バランスに不安のある人はすぐにつかまれる環境でやってみてください。

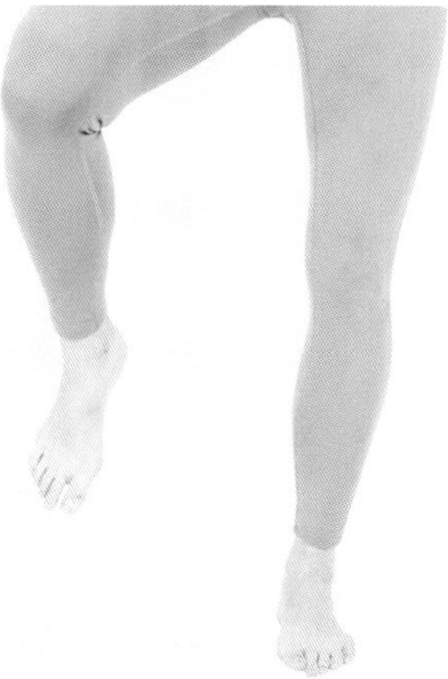

体が傾くのはどっち？

体が前後に傾く場合は、骨盤の前傾・後傾、足首の硬さなどによる影響です。本書で股関節や足首の柔軟性を高めましょう。軸足（立っている脚）の右に傾く人は、足が外反していたり、足のアーチがつぶれている可能性があります。左に傾く人は、足が内反していたり、股関節が硬いケースが多いです。

足の外反、内反をチェック

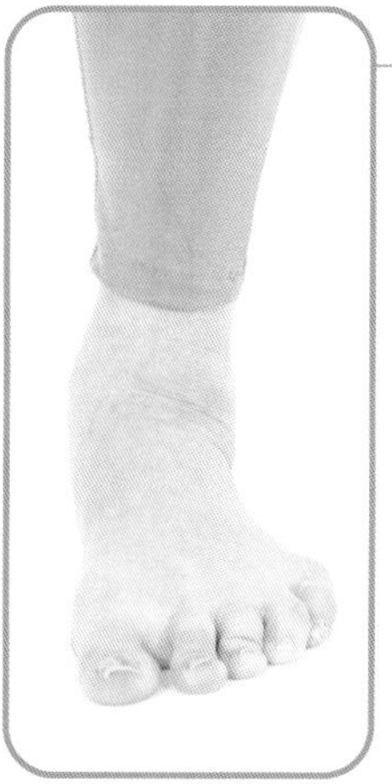

41ページの方法以外に、片脚立ちでも足の外反、内反の傾向を確認できます。軸足の指は親指と小指のどちらに力が入っているかを確認してください。親指に力が入っていれば外反、小指に力が入っていれば内反。あるいは、親指側が浮いていれば内反、小指側が浮いていれば外反の傾向といえます。

- ✓ 前後に揺れる
- ✓ 左右に揺れる

P60〜62、P85〜へ

指の可動域

手の指の可動域も確認しましょう。過去にケガをして曲がらなかったり、リウマチを患っている方は無理せずにやりましょう。

変則「グー」と「パー」をやろう

指を曲げた時に指の腹が手のひらにつくか、パーにした時に指が伸びきるかを確認してください。スムーズに曲がらない、伸ばしきれない場合は関節が硬くなっている可能性があります。

手指

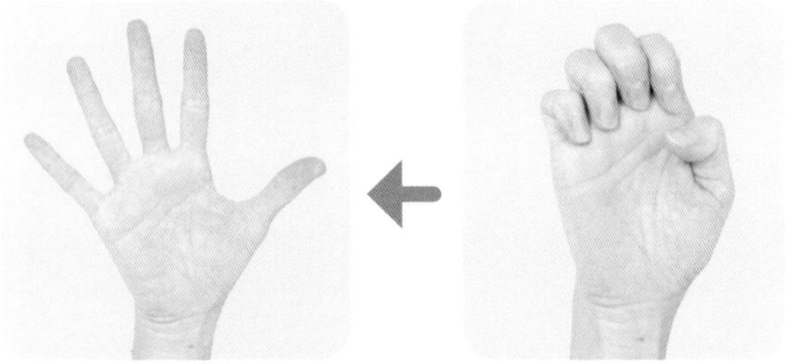

☑ 曲げ伸ばしがスムーズにできない P72へ

足の指でグーパー！

足は細かい骨がたくさんあり、大雑把に足の指でグーパーがスムーズにできるかで可動域をチェックします。外反母趾の人は、足のアーチが崩れているため、うまくグーができない可能性があります。

足指

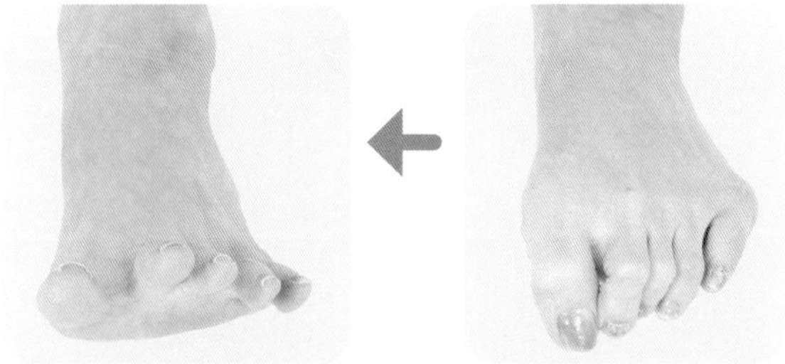

☑ 曲げ伸ばしがスムーズにできない P85～86へ

PART 3

関節モビ体操で体の中心を整える

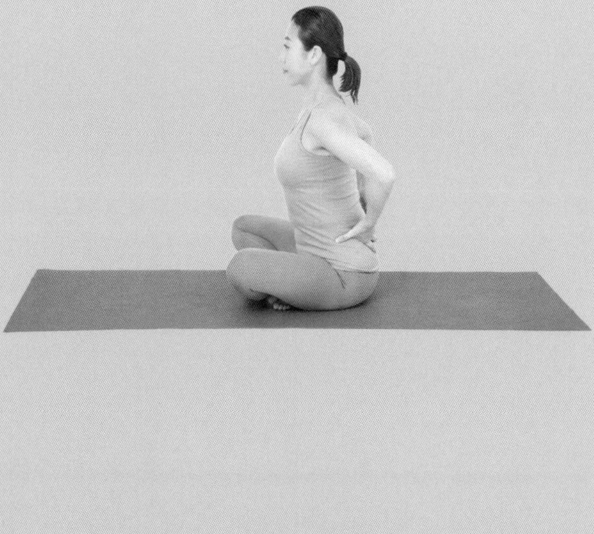

関節モビ体操❶

**体の中心部、中でも骨盤にある仙腸関節を整え、可動域を広げていきます。
一度試してみるだけでも、前屈後屈がスムーズにいく、
関節モビの代表的な体操です。**

両手の指で仙腸関節を押さえる!

仙腸関節、もしくはその周辺を両手の指で押さえます。触る程度ではなく、少し押し込むイメージです。下の写真のような状態で立ち、関節モビ体操❶をスタートします。

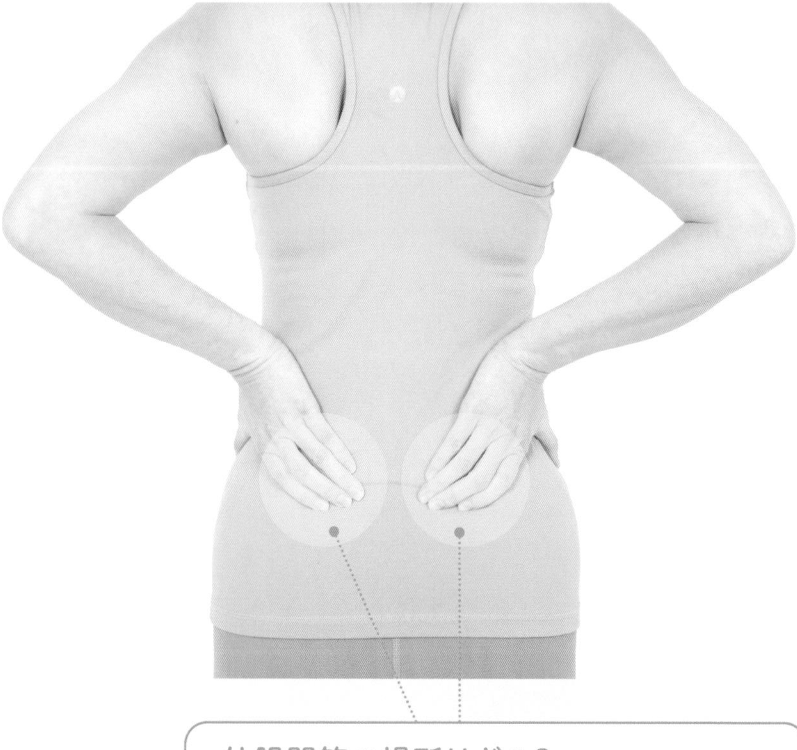

仙腸関節の場所はどこ?

牛乳を飲む時に腰に手を当てる位置が腸骨で、そこからお尻寄りのところに仙腸関節があります。小さなでっぱり（上後腸骨棘）の内側ですが、ピンポイントに触れなくても効果はあります。

仙腸関節を押さえながら前屈・後屈

両足をそろえて立ち、仙腸関節もしくはその周辺を両手の指で押しながら、前屈と後屈を交互に5回くり返します。前屈・後屈はなるべくゆっくりやると効果的です。

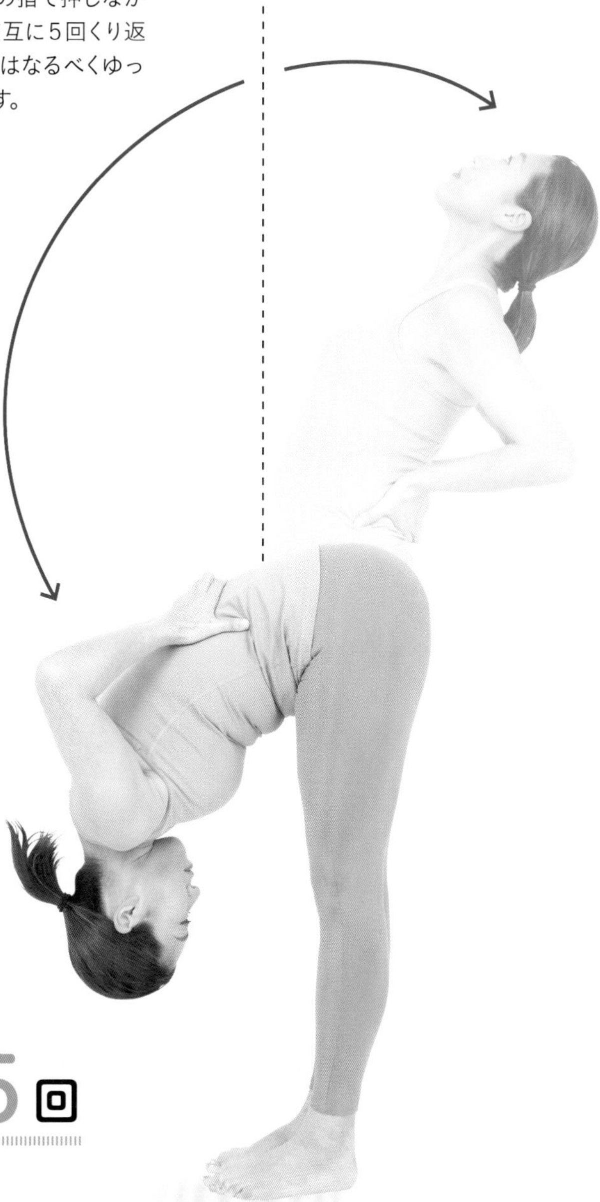

前後に5回

左右交互に5回

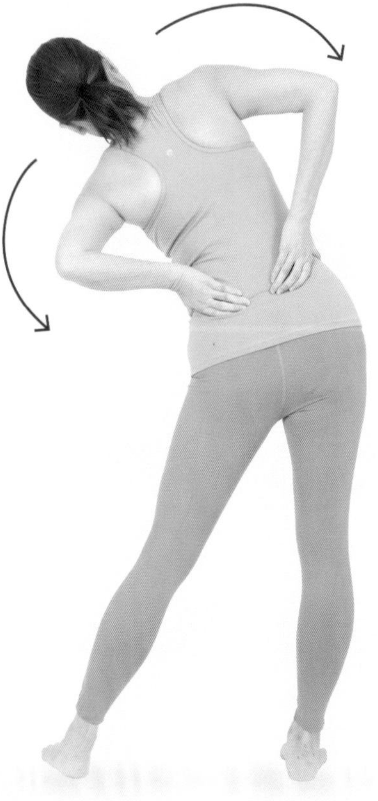

仙腸関節を押さえながら側屈

仙腸関節もしくはその周辺を両手の指で押さえながら、足を肩幅に開いて立ち、上体を左右に倒します。これもなるべくゆっくりやりましょう。

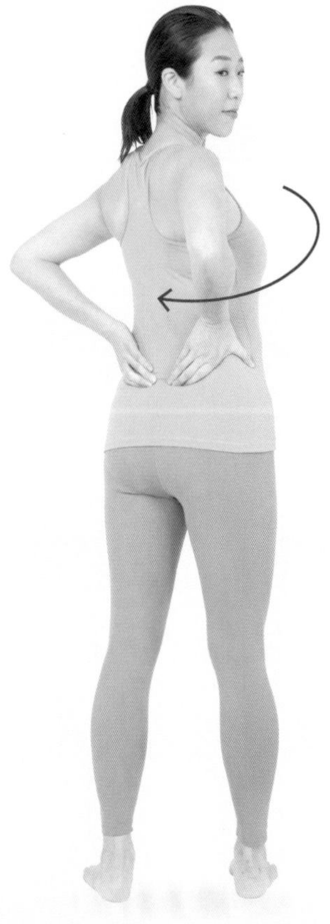

仙腸関節を押さえながら捻転

仙腸関節もしくはその周辺を両手の指で押さえながら、足を肩幅に開いて立ち、上体を左右斜め後ろに捻じります。なるべくゆっくりとやりましょう。

バリエーション

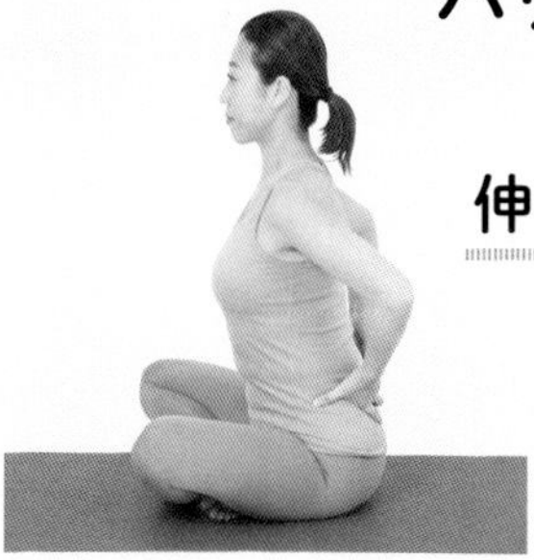

伸び縮みを5回

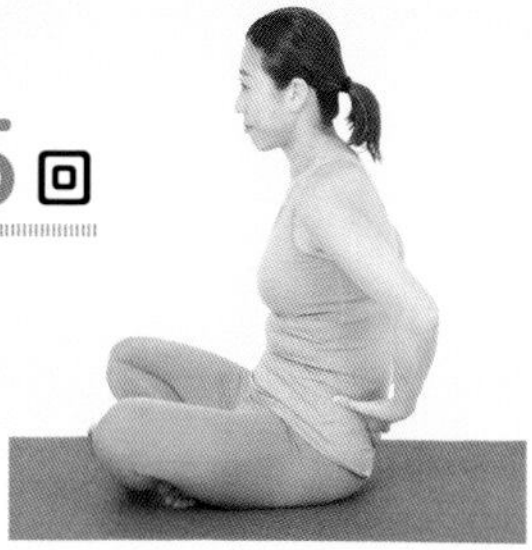

座りながらでもできる！

立ってやるのがしんどい場合は、胡坐の姿勢でやることもできます。両手の指で仙腸関節、またはその周辺を押さえながら、背中を丸めて、伸ばすを5回くり返します。背筋を伸ばした状態で捻転と側屈を加えてみても効果的です。

やってみよう！

仙腸関節は体全体の土台になる要の関節。
ここに少し動きが出るだけで全体によい影響が出ます。
ひと通り実践したら、通常の前屈と後屈を試してみてください。

後屈

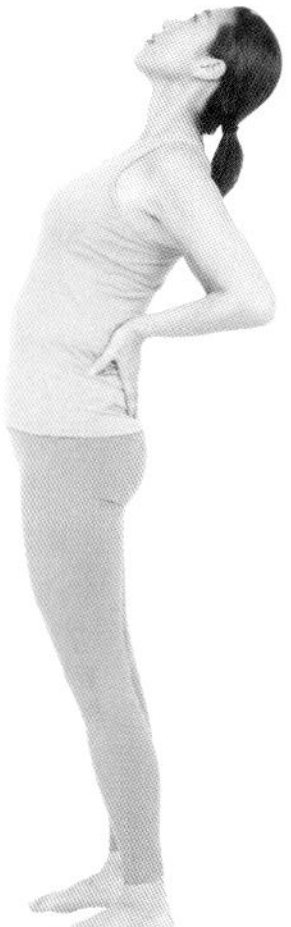

前屈

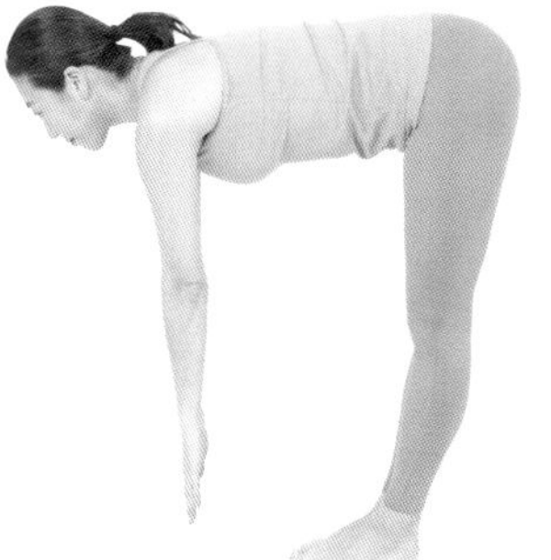

仙腸関節にアプローチした関節モビ体操の❶をやった後に、前屈と後屈をすると、前屈で指先が床につかなかった人がつくようになるなど、可動域が広がっていることを実感する人が多いです。

関節モビ体操❷

体のもう一つの中心は、背骨。その中でも腰椎にアプローチし、その可動域を広げていきます。前屈・後屈の動きがよりスムーズになり、腰痛や姿勢改善にもつながります。

両手の指で腰椎を押さえる！

腰椎、もしくはその周辺を両手の中指、薬指で押さえます。背骨の出ているところに触れていればOKです。下の写真のように腰椎を押さえながら立ち、関節モビ体操❷をスタートします。

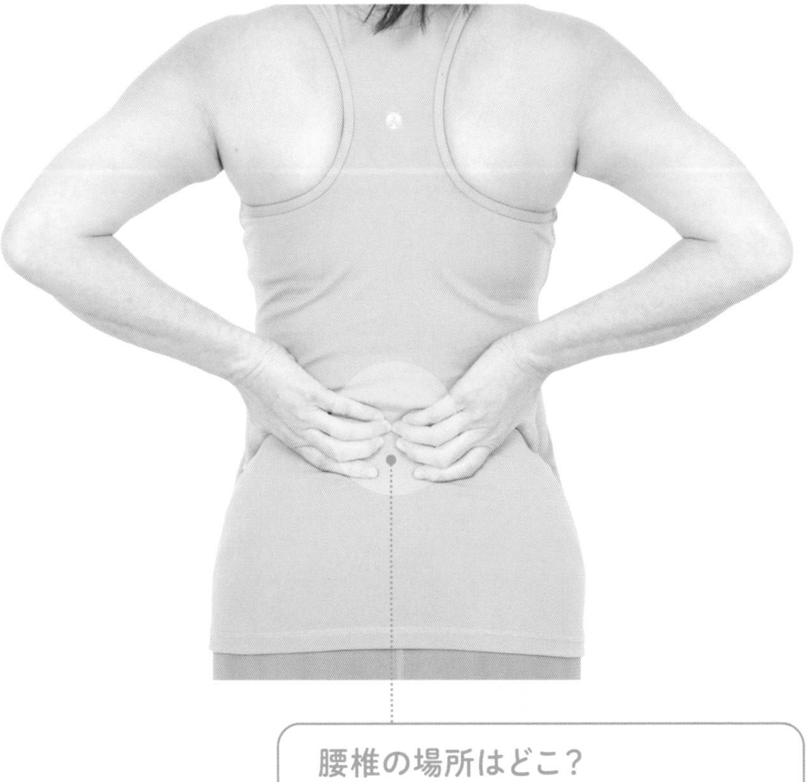

腰椎の場所はどこ？

仙腸関節から上、背中の真ん中より下の背骨を押さえてください。本来は腰椎の場所を特定してやりますが、この簡易的な方法でも効果ありです。

腰椎を押さえながら前屈・後屈

両足をそろえて立ち、腰椎を両手の中指と薬指で押さえながら、前屈と後屈を交互に5回くり返します。前屈・後屈はなるべくゆっくりやると効果的です。

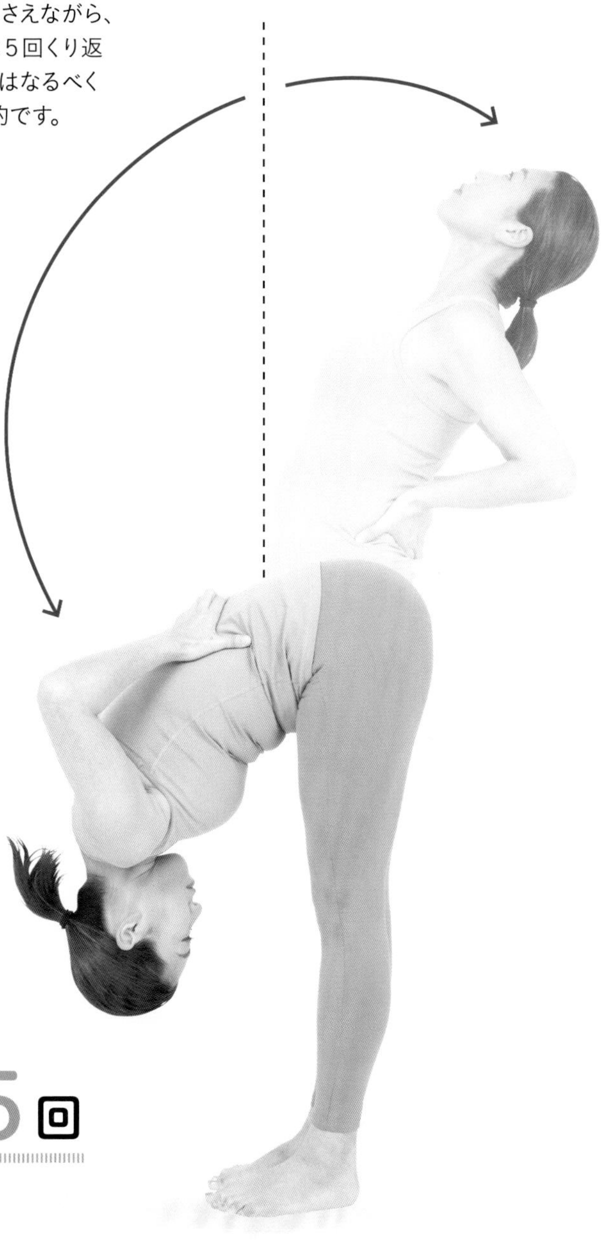

前後に5回

関節モビ体操❷

左右交互に5回

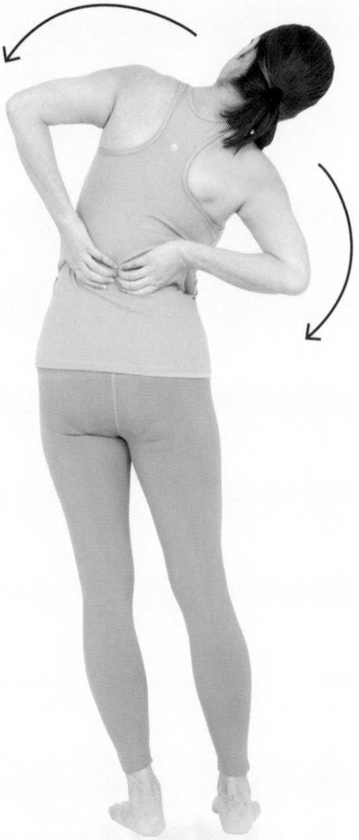

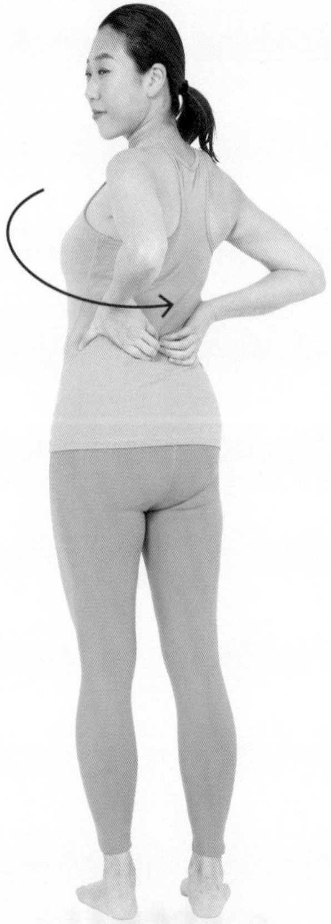

腰椎を押さえて側屈

腰椎を両手の中指と薬指で押さえながら、足を肩幅に開いて立ち、上体を左右に倒します。これもなるべくゆっくりやりましょう。

腰椎を押さえて捻転

腰椎を両手の中指と薬指で押さえながら、足を肩幅に開いて立ち、上体を左右斜め後ろ方向に捻じります。なるべくゆっくりとやりましょう。

関節モビ体操③

背骨にある腰椎の上、胸椎にアプローチします。胸椎の可動域が狭いと首に負担がかかり、ストレートネックや肩こり、頭痛の原因になります。

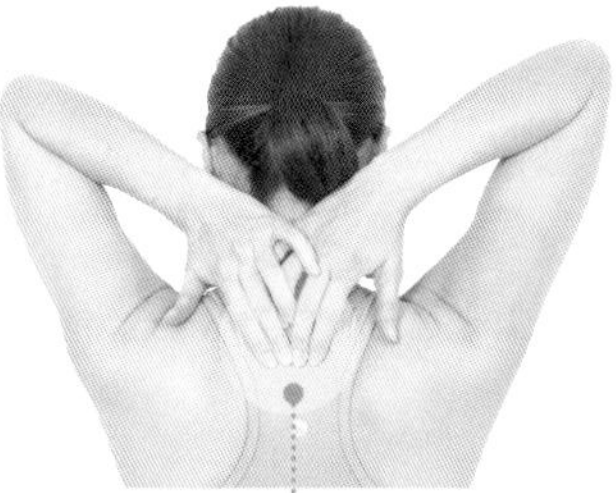

胸椎を押さえて顔を上げる

胸椎を両手の人差し指と中指で押さえながら、胸を張り、首を伸ばして天井を見るように顔を上げます。ゆっくり5回やるといいでしょう。

胸椎の場所はどこ？

背中の真ん中より上の背骨を押さえてください。手の届く範囲で構いません。両手の人差し指と中指で押すといいでしょう。

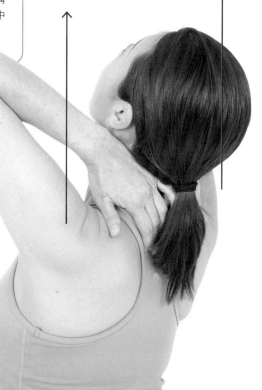

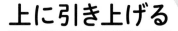

上に引き上げる

5回

関節モビ体操④

体の中心部の最後の場所は恥骨です。
太腿の内側にある内転筋は恥骨と膝につながる筋肉ですが、
硬いと恥骨を引っ張り、骨盤の後傾や膝の痛みに影響します。

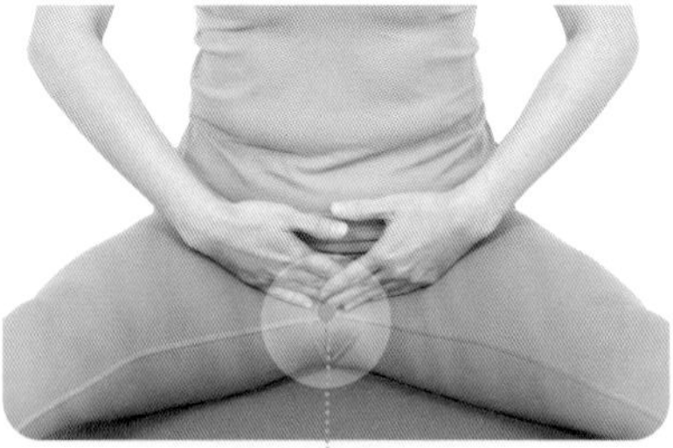

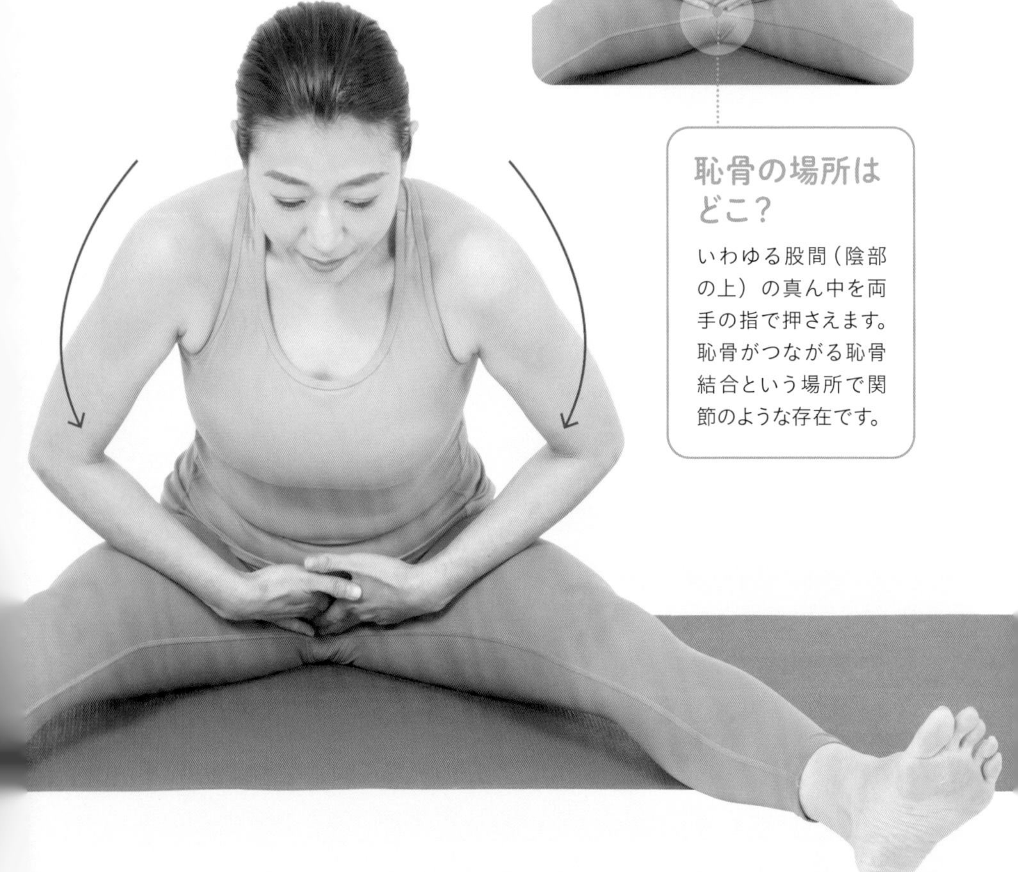

恥骨の場所はどこ？

いわゆる股間（陰部の上）の真ん中を両手の指で押さえます。恥骨がつながる恥骨結合という場所で関節のような存在です。

バリエーション

難しい人は片脚だけ広げて

両脚を広げるのが難しい人は、片脚を広げて、もう片方の脚は曲げた状態でもOK。恥骨を押さえながら、上体を前にゆっくり倒していきましょう。これもできる範囲でやりましょう。

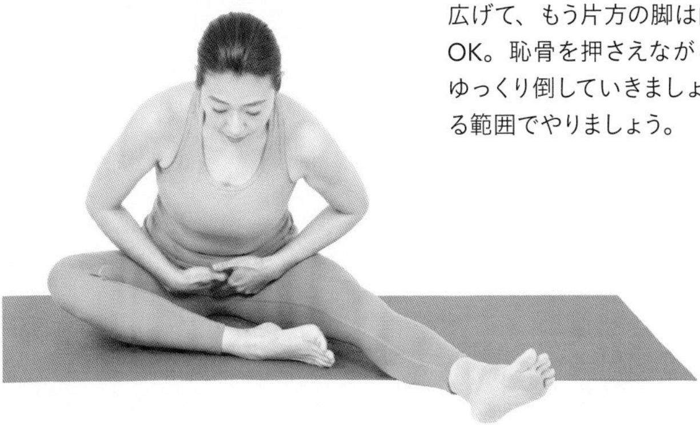

開脚をやってみよう！

モビ体操❹をやったうえで、普通に開脚にチャレンジしてみてください。今までよりも脚が開きやすくなっているはずです。

恥骨を押さえて開脚・前屈

両脚をできるだけ広げて、恥骨を押さえながら上体を前にゆっくり倒します。無理せずにやりましょう。毎日くり返していくことで少しずつ内転筋がゆるみ、脚が開きやすくなり、上体も倒せるようになっていきます。

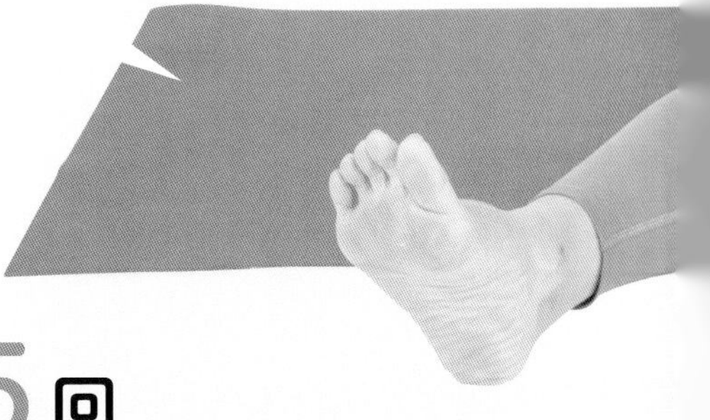

上体を前に倒す5回

関節モビ体操 4

腸骨を押さえる体操で、より深く長座体前屈ができるようになる方法です。太腿の裏側の筋肉ハムストリングスを軟らかくし、骨盤後傾の改善、腰痛改善にもつながります。

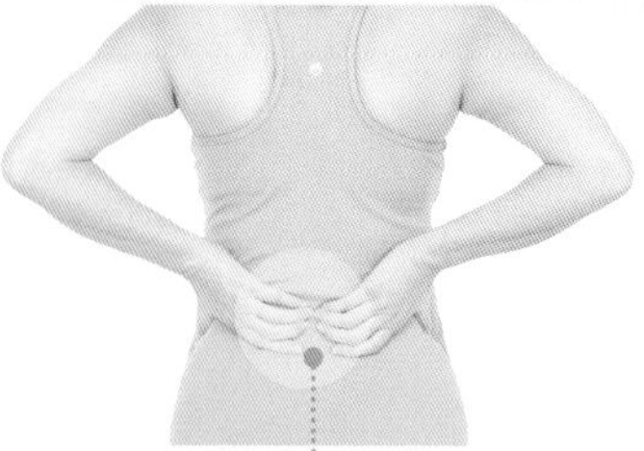

腸骨の場所はどこ？

牛乳を飲む時に腰に手を当てる位置が腸骨です。P52の仙腸関節周辺を両手で押さえるイメージでやってみてください。

腸骨を押さえて片脚・長座体前屈

両手で腸骨を押さえ、片脚は伸ばし、片脚は曲げておきます。その姿勢から上体を前に倒します。骨盤が寝ないように腸骨をしっかり押さえてゆっくりやりましょう。

長座体前屈をやってみよう！

この動きをやった後に、普通に長座体前屈をやってみてください。今までよりも上体が深く倒せることを実感できるはずです。

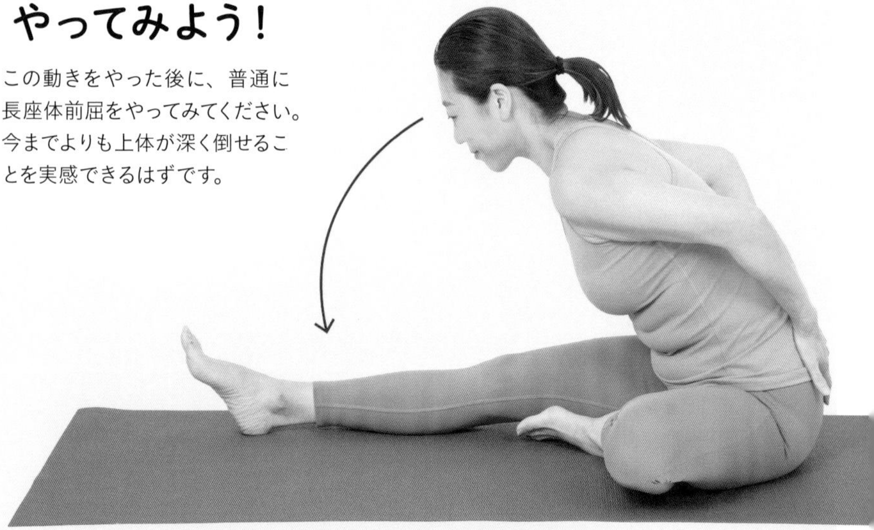

上体を前に倒す5回

PART

4

関節モビ体操で
不調を整える

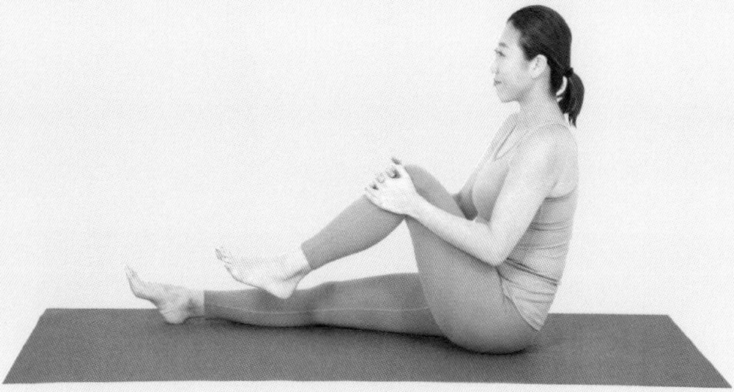

頭痛を整える

偏頭痛の原因は、頭蓋骨を包む筋肉の過剰な緊張によるものが多いです。その筋肉を司る神経は首から出ているため、頭と首のつなぎ目の関節である第一頸椎に動きを出すことで頭痛の改善を図ります。

第一頸椎の場所はどこ？

頭の下部と首の上部との境目で、襟足付近の少しへこんだ部分が目安。わかりづらい場合は頭と首の境目の周辺を押さえてください。頭のすぐ下、指一本分ぐらいの範囲内です。第一頸椎はかなり奥にあるため表面から触れることはできません。頭が前に出た状態だとさらに奥に入ってしまうため、頭とアゴを引いた状態で行います。

第一頸椎をグリグリする

頭蓋骨のすぐ下にある第一頸椎を人差し指で押さえ、グリグリと動かします。目安は10秒程度。動きを出すことで、頭蓋骨まわりの筋肉がゆるみます。不快な痛みがある場合は炎症などが起こっている可能性もあるのでやめましょう。

グリグリを

10秒程度

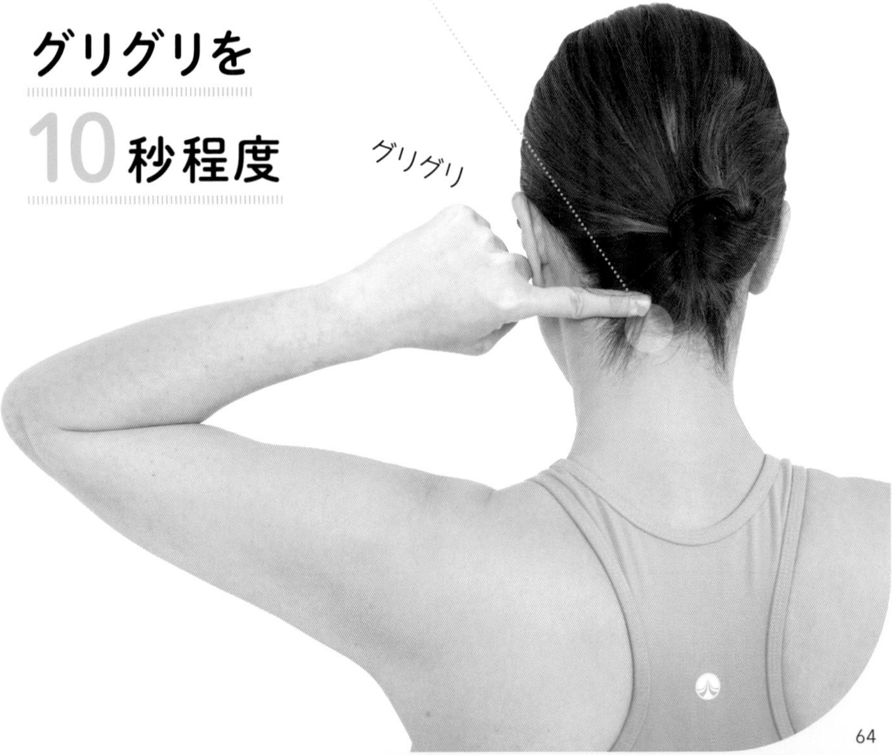

首痛を整える

首痛の原因は寝違えや首のこりなど筋肉によるものから、骨や筋肉、神経の問題などからくる頸椎症と様々考えられます。第一頸椎と第二頸椎の動きを出すことで、痛みを和らげるのに役立ちます。

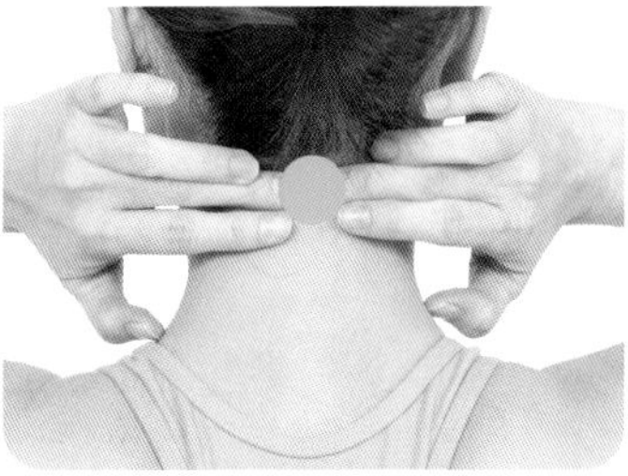

第二頸椎の場所はどこ？

頭のすぐ下にある出っ張りで、表面から触れやすいです。ただし、頭を前に突き出した姿勢では引っ込んで触れなくなるため、アゴを引いて行います。強く押すと痛みが出るかもしれないので、軽く触れていればOKです。

第二頸椎を押さえて首を回す

第二頸椎に指を押し当てながら、首を前後左右、回旋といろいろな方向にグルグル動かします。64ページの体操も痛みを和らげるのに役立ちます。

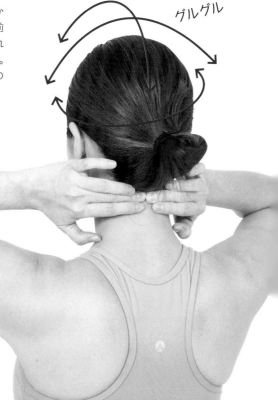

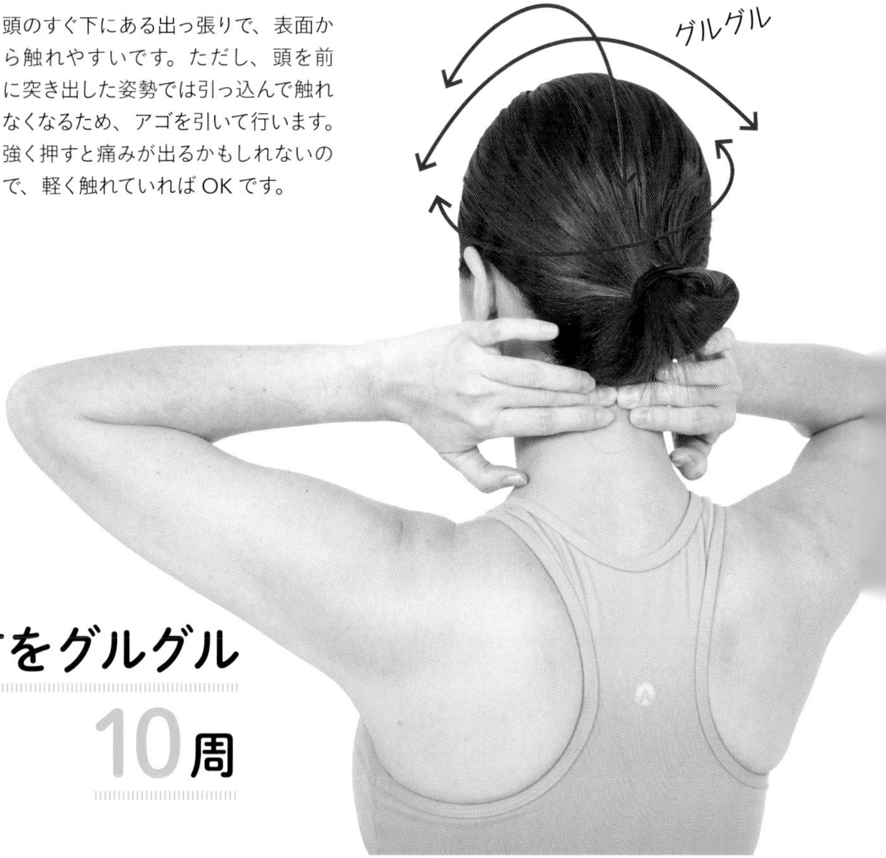

首をグルグル

10周

ストレートネック改善

ストレートネックはスマホ首とも称され、頭が前に出ている状態です。
首や肩に大きな負担をかけ、頭痛、首の痛み、肩こりの原因に。
改善の鍵は第二頸椎にあります。

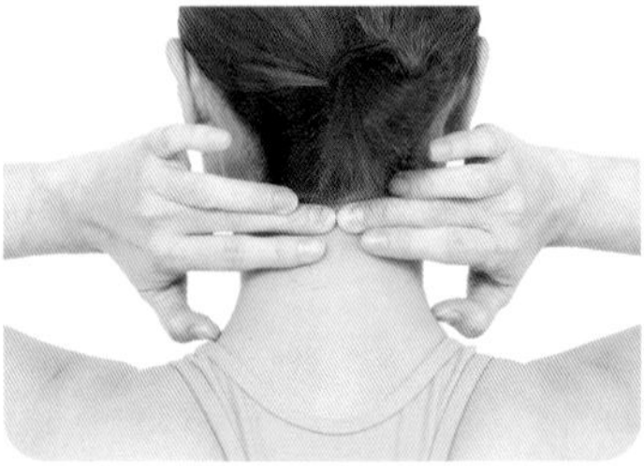

第二頸椎の場所はどこ？

64 ページで説明した第一頸椎の下にあるのが第二頸椎。大まかに首の中央部分にある出っ張りと認識してください。

第二頸椎を押さえてアゴを出して引く

第二頸椎を押さえながら、一度アゴを突き出してから、しっかりとアゴを引きます。猫背にならないように背すじを伸ばしてやりましょう。下は向かず、前を見ながら行います。

アゴを出して引く5回

※動きが見えやすいように片手で実演しています。
実際には両手を使って行ってください

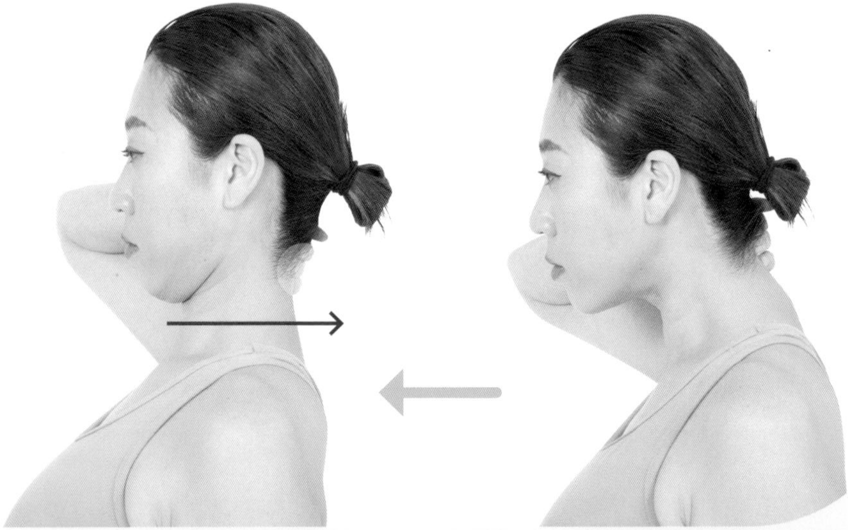

頭痛・首痛対策

**頭痛や首痛の対策にPART 3で紹介した関節モビ体操も効果的です。
頸椎は、腰椎、胸椎と連なる部位。
背骨全体を整えることで改善が期待できます。**

腰椎を押さえて体操する

関節モビ体操②は腰椎の可動域を広げる運動です。頭痛や首痛に直接影響することはまれですが、背骨全体を整えることで正しい姿勢を維持しやすくなります。

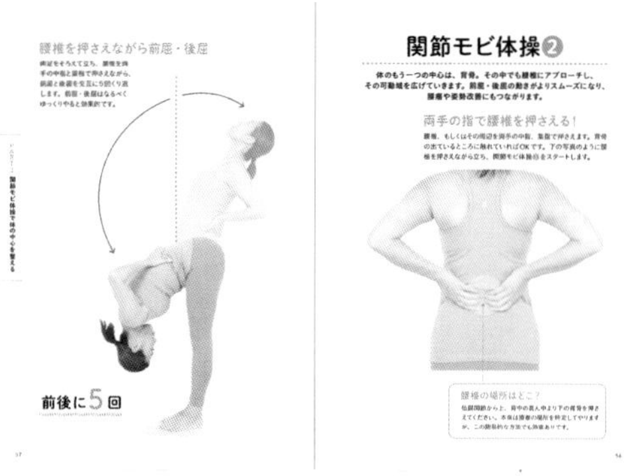

関節モビ体操②

胸椎を押さえて体操する

頭や首に近い胸椎の可動域が狭いと、頭痛や首痛に影響することがあります。胸椎の可動域を広げる関節モビ体操③をぜひやりましょう。

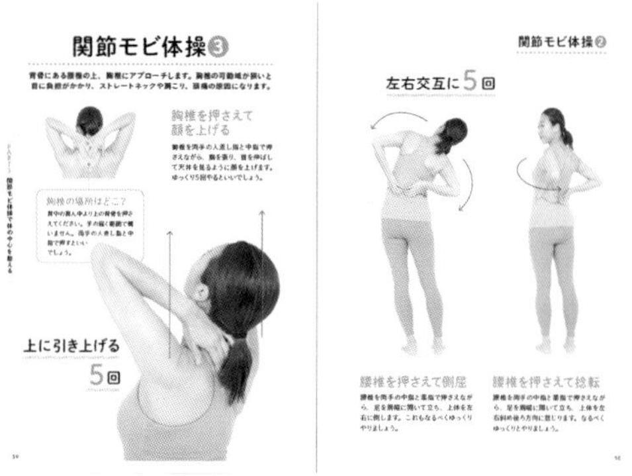

関節モビ体操③

関節モビ②と③を5回

四十肩（五十肩）を整える❶

肩関節に痛みがあり、腕が上がらない、
手が後ろに回せないなどの症状がある四十肩（五十肩）。
肩関節の可動域を広げることで、症状の改善につながります。

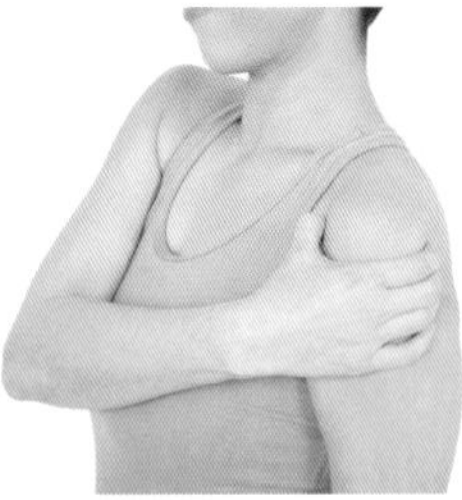

肩関節を押さえて肩を回す

片方の腕の肩関節を手の指先で押した状態で、前後にゆっくりと回します。腕の高さは上がる範囲でOK。肩まわりの骨や筋肉に動きが出ることを感じられるはずです。

肩関節の場所はどこ？

肩の前側に親指を当てゴリっとするところに上腕骨の小結節、その上に肩甲骨の肩峰があります。上腕骨側を親指を始点に手のひらで肩を包むように持ちましょう。肩関節で最も大きい肩甲上腕関節の動きを引き出していきます。

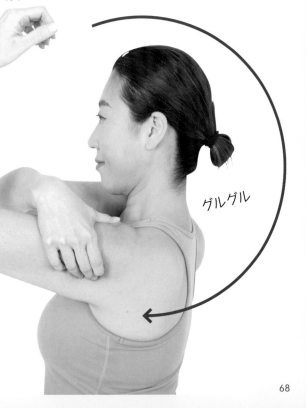

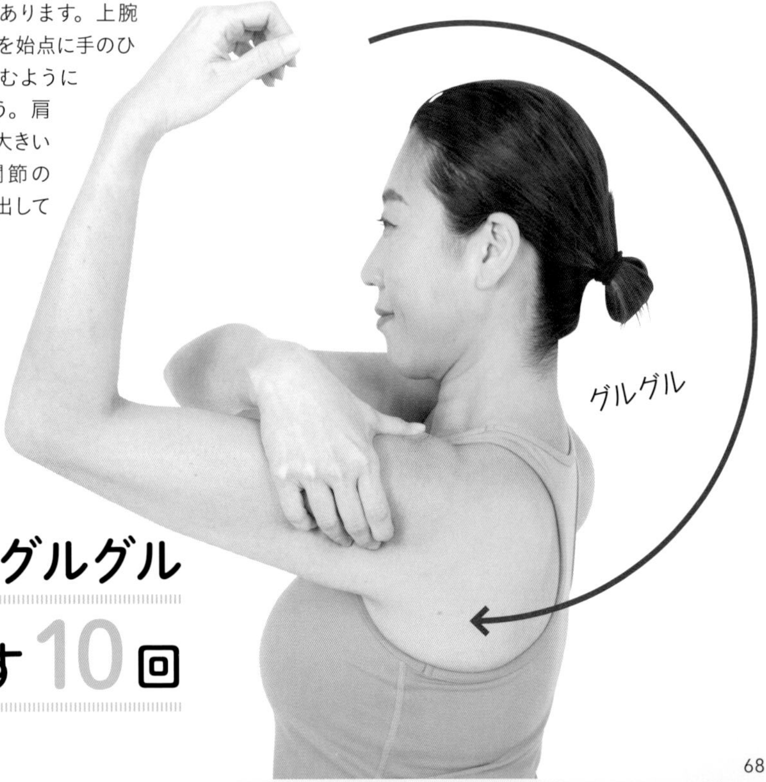

肩をグルグル

回す10回

四十肩（五十肩）を整える②

肩関節の動きを制限するのは、肩関節周辺の筋肉が硬いからかもしれません。この筋肉群を軟らかくすることが、四十肩（五十肩）の改善につながります。

肩周辺の筋肉のどこを押す？

肩と肩甲骨をつなぐ筋肉には肩甲下筋、小円筋などがあり、そのつなぎ目が脇の下。体温計を測る時の場所を目安に親指を押し当てましょう。神経の通り道なので、強く押さえると痛みが生じる場合があるため注意します。

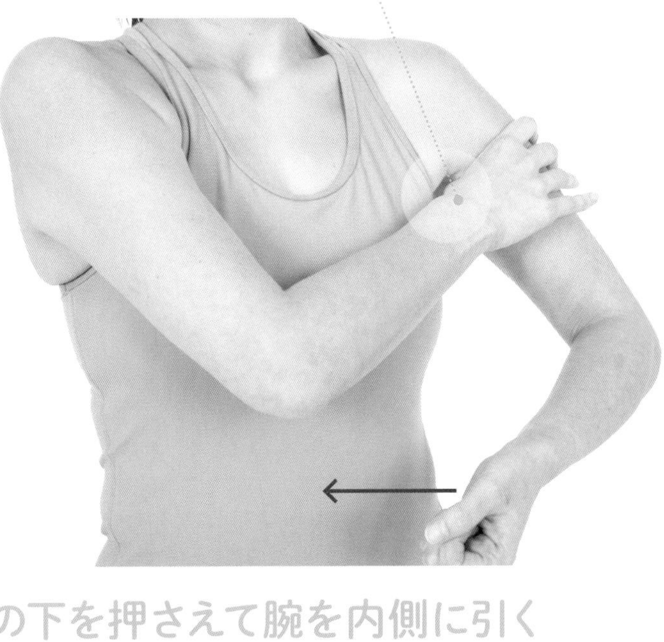

脇の下を押さえて腕を内側に引く

脇の下で体温計を測る時の場所に親指を押し当て、腕を握ります。握った腕を体の内側方向に引く動きをゆっくりくり返します。親指に力を入れ過ぎないように行います。不快な痛みが出る場合は押さえる場所を変えましょう。

脇を押して腕を引く10回

肘痛を整える

肘痛は骨折などの外傷歴やテニス肘といった過剰な運動、加齢などがおもな要因。肘関節は、腕の上げ下げ、手のひらの向きを変えるなど日常的な動きに関わるので、その可動域を保ちましょう。

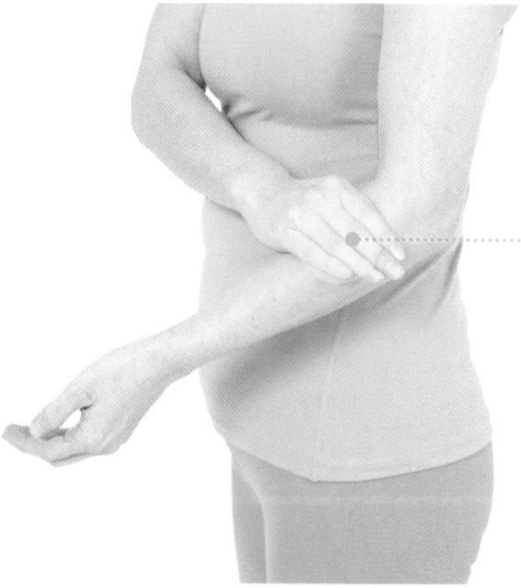

肘関節のどこを押す？

上腕と前腕のつなぎ目が肘であり、肘関節です。肘の内側のへこんだ部分に親指と人差し指の間の水かきの部分を当ててください。その部分を始点に前腕を手のひらで包むように持ちます。

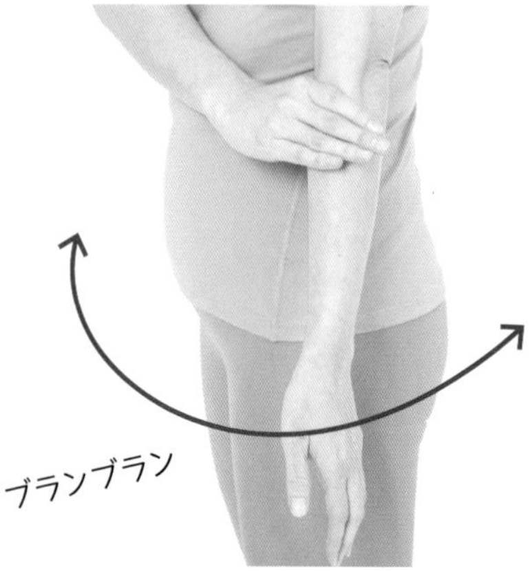

肘を押さえて腕を曲げ伸ばし

肘の内側のへこんだ部分を親指と人差し指の間の水かき部分で押さえて、前腕を持ってゆっくり曲げ伸ばしします。伸ばす時に押さえているところを押し込むと、肘関節の可動域を広げられます。

曲げ伸ばしを10回

手首痛を整える

**負傷や腱鞘炎、神経の圧迫（手根管症候群）、
関節リウマチなど、手首痛の原因は様々。
関節モビでは手首にある手根骨という関節にアプローチします。**

手根骨の場所はどこ？

手根骨とは、指と腕の間にある８つの小さな骨の集まりで多数の関節が存在し、手首の様々な動きを可能にします。押さえる場所は、ずばり手首です。指１本分の範囲内で、人差し指と親指で挟み込むように押さえます。

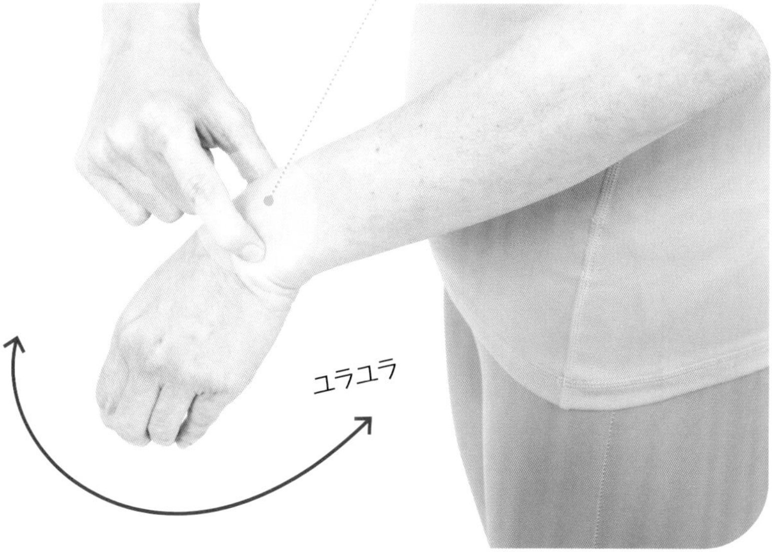

手首を押さえてユラユラ

手首を軽く押さえながら、手をユラユラと揺らしてください。同様に手首を押さえながら「おいでおいで」の動きをしても効果的です。複数の小さな関節の動きを引き出すことができます。

手をユラユラ 10 回

手指を整える

指の第一関節が変形してしまうへバーデン結節、箸が持てないなど細かい動きができなくなる猿手などの症状を予防する意味で手と指の関節にアプローチします。指の体操は突き指などにも効果的です。

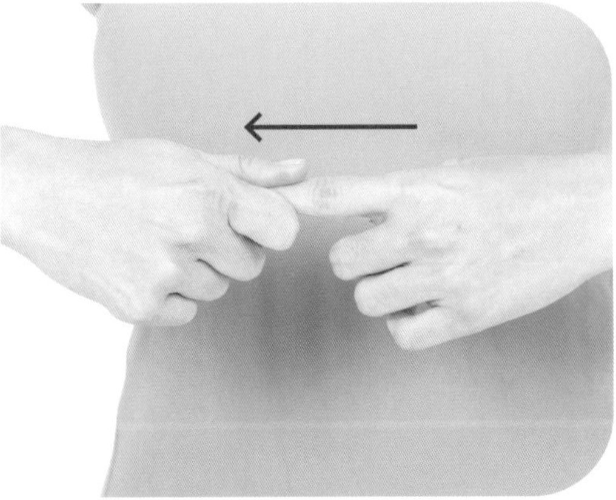

指をしっかり伸ばす

指の第一関節を持ち指先の方向にしっかり引っ張ります。それで指の各関節が伸ばされていきます。親指から小指までそれぞれ2回ずつ計10回行いましょう。

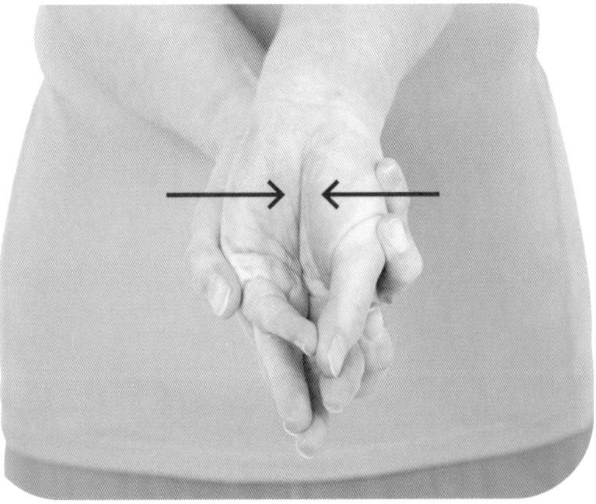

手をすぼめる

親指と小指がつくように手をすぼめます。この体操をしている手の甲側から、もう片方の手で握ると、よりすぼめられます。手のひらと甲の間に5本ずつある中手骨の動きをよくします。

それぞれ10回

腰痛を整える①

腰痛の多くは原因不明の非特異性腰痛が多いですが、内臓疾患を除いて椎間板ヘルニア、腰部脊柱管狭窄症などが原因の場合があります。いずれも腰まわりの関節の可動域が狭まることで症状が悪化します。

仙腸関節を押さえて!

52〜55ページで紹介した関節モビ体操①は、腰痛にも効果がある体操です。痛みが出ない範囲でやることで腰の痛みが改善します。

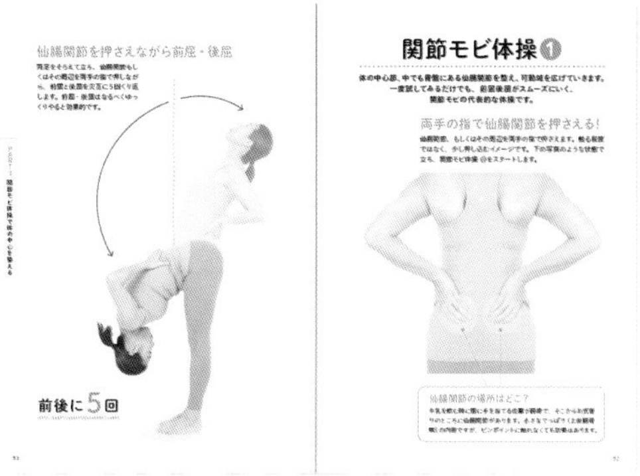

関節モビ体操①

腰椎を押さえて!

56〜58ページの関節モビ体操②は、まさに腰痛に効く体操です。①と合わせて各5回のセットを1日3セット、毎日やってみてください。ギックリ腰など痛めてすぐの場合は無理して動かすと逆効果になる場合があるため、専門家に相談してください。

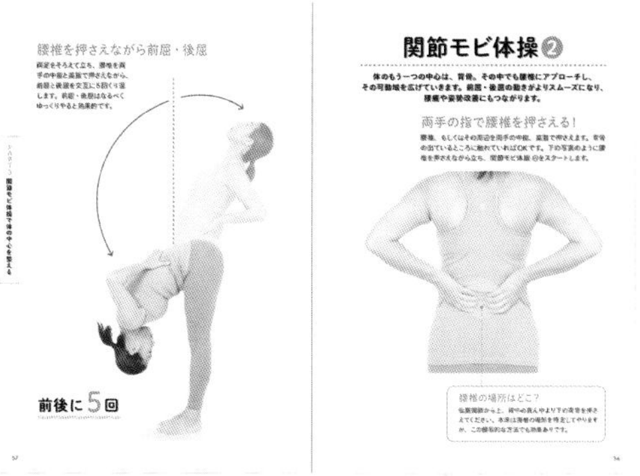

関節モビ体操②

それぞれ5回

腰痛を整える❷

腰椎にアプローチし、その可動域を広げる体操は他にもあります。簡単な動きなので腰痛改善と予防として日常習慣に取り入れてみてください。

仰向けになって膝を抱える

仰向けになり、両手で膝を抱えてください。脚はしっかり曲げます。痛みがある時は、曲げ切らなくてもOKです。これだけで腰椎が少し伸ばされます

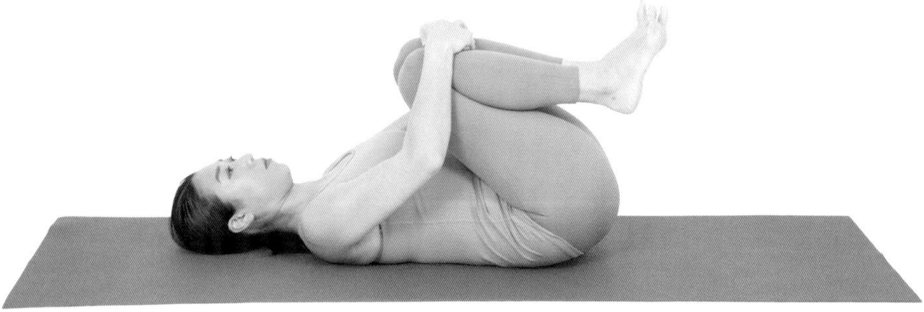

膝を曲げて腰をひねる

さらにレベルアップした運動です。両手を放し、膝を曲げた状態を保ったまま腰を左右にひねります。腰椎がより伸ばされます。

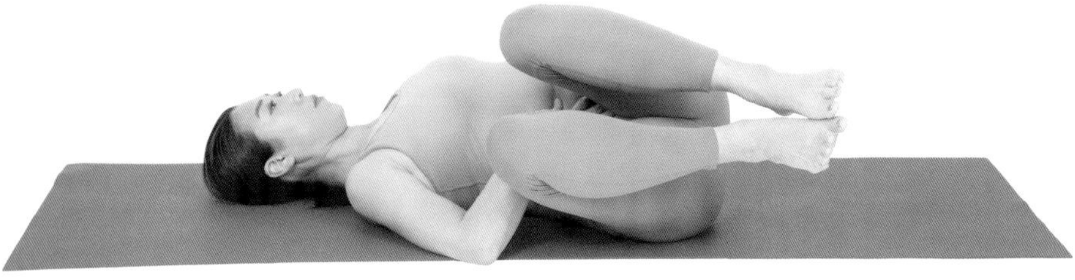

左右に10回

腰痛を整える③

腰痛は腰まわりの筋肉や関節の可動域が狭いことが影響して、発生することがあります。特にお尻の筋肉が硬くなっているケースが多いです。

膝関節と股関節を押さえながら

長座の姿勢になり、伸ばした脚をまたぐように片方の脚を曲げます。骨盤を手で押さえ、膝関節を押さえた手を体側に引くことで、お尻に強力なストレッチ効果が生まれます。

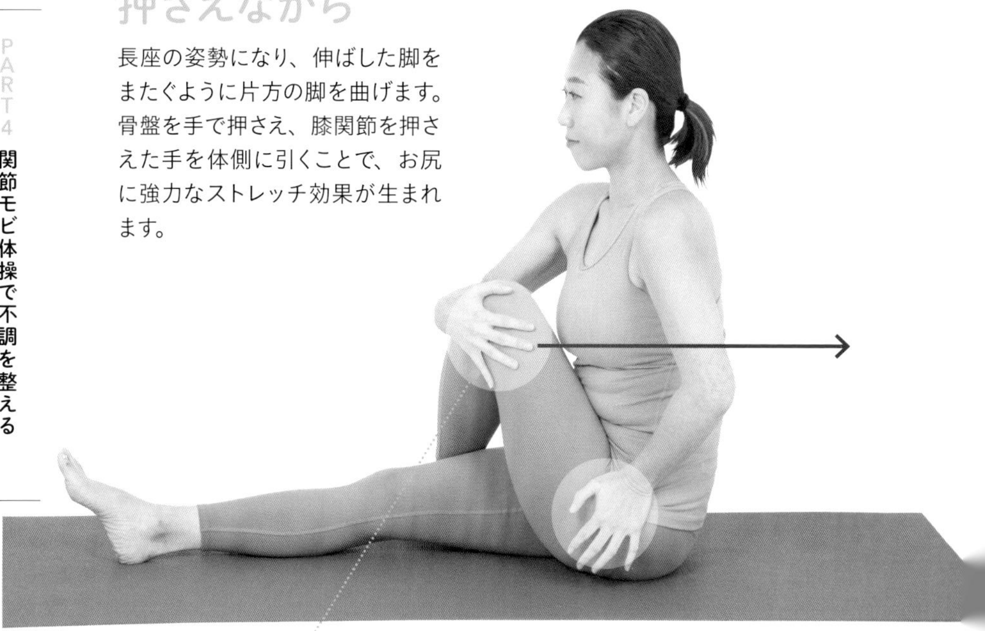

膝関節と股関節の押さえる場所は？

膝関節では、曲げた膝の側面を手のひらで押さえてください。股関節は、曲げた脚の外側の付け根の骨盤側を手のひらで少し強めに押さえます。

膝を引き寄せる30秒

腰痛を整える④

お尻の筋肉で大部分を占める大殿筋を鍛えるために、腰椎を押さえながらやる体操で、腰椎の可動域を広げながら大殿筋の筋力を強くします。

腰椎を押さえてお尻上げ

仰向けに寝て両膝を立てます。両手で腰椎を押さえてお尻を上げて、腰、背中を浮かしていきます。上がり切ったところでゆっくりお尻を下ろすをくり返します。

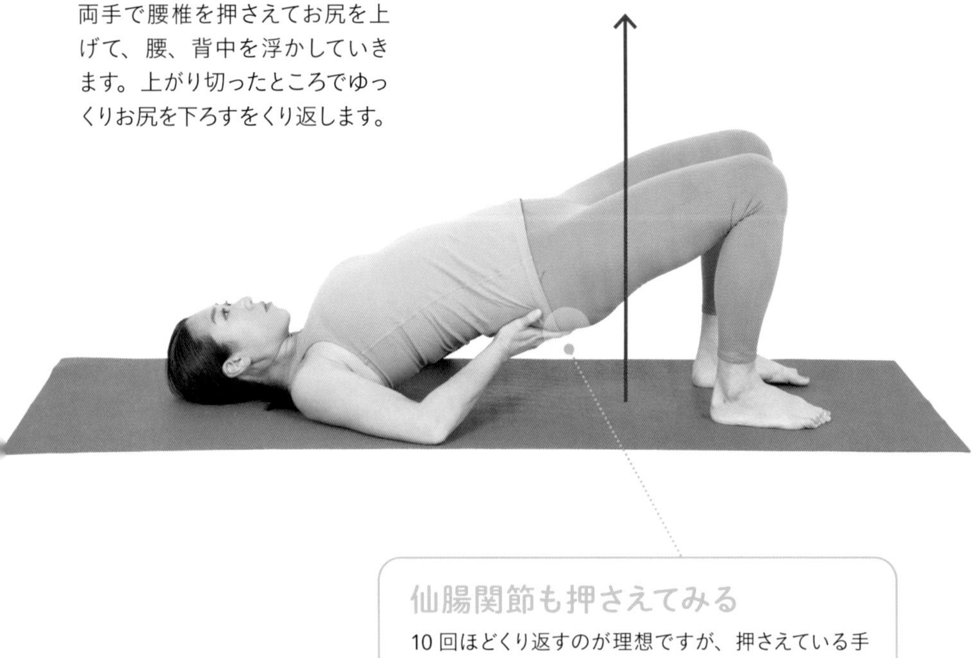

仙腸関節も押さえてみる

10回ほどくり返すのが理想ですが、押さえている手が疲れる場合があるので休みながら行ってもかまいません。また、数回は仙腸関節を両手で押さえながらやってみましょう。より大殿筋に効いていきます。

お尻上げを10回

腰痛を整える⑤

骨盤まわりの筋肉を鍛えるのに有効な「お尻歩き」ですが、腰椎を押さえてやることで、より筋肉を刺激し、腰痛の改善と予防に役立ちます。

腰椎を押さえてお尻歩き

両脚を伸ばして床に座ります。背筋を伸ばし、腰椎を両手の指で押さえながら、左右のお尻を交互に動かして前進と後進をします。

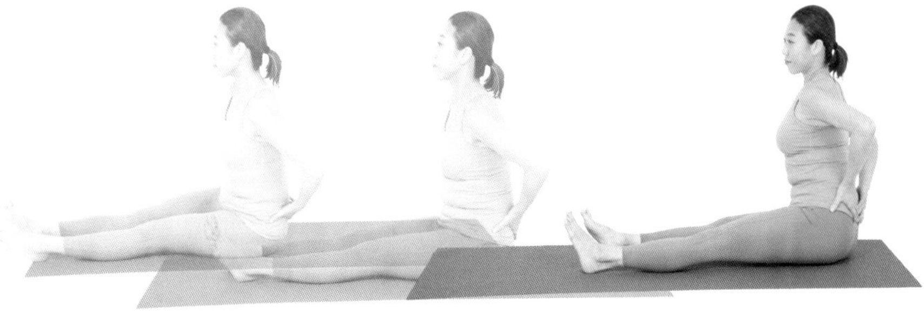

腰椎と仙腸関節の位置を再確認

牛乳を飲む時に腰に手を当てる位置が腸骨で、そこからお尻寄りのところにあるのが仙腸関節。その仙腸関節から上の背中の真ん中までのあたりにあるのが腰椎です。腰椎棘突起という出っ張りに触れることができます。

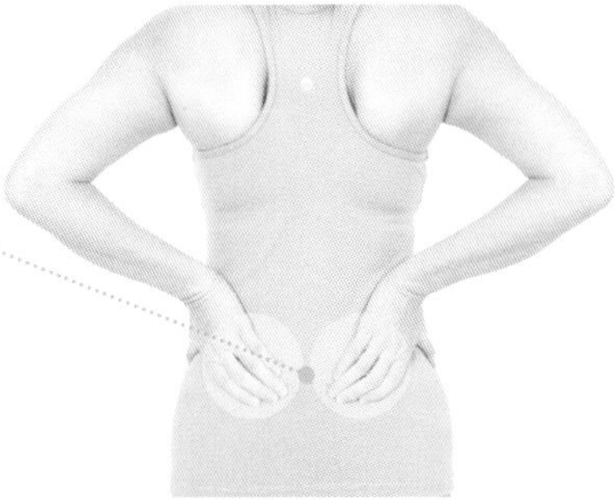

お尻歩きを1往復

膝痛を整える❶

**加齢とともに悩まされるのが膝痛。膝の軟骨がすり減って
膝の形が変形する変形性膝関節症は悪化すると激しい痛みを伴います。
膝痛の改善・予防に効く体操を紹介します。**

膝のお皿をつかもう

膝関節の前方にある膝蓋骨（お皿の部分）を両手の親指と人差し指でつかみます。膝蓋骨は膝の曲げ伸ばしがスムーズにできるようにする役目を担っています。

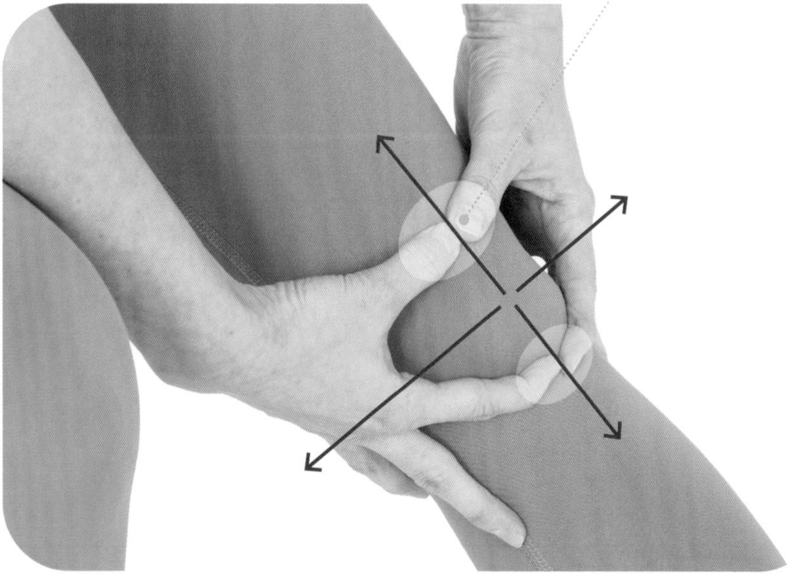

前後左右に揺らす30秒

膝のお皿をゆらす

椅子などに座って脚をまっすぐに伸ばします。膝蓋骨をつかんで、前後左右に動くように細かくゆらすと、膝関節の可動域が少し広がります。

膝痛を整える②

膝が曲がりにくいのは、膝関節のまわりにある関節包が
硬い可能性があります。曲げる時に手で押さえながら行うことで
関節包をゆるめ、痛みと可動域の改善を図ります。

膝のお皿の下を手で包む

膝蓋骨（お皿の部分）の下の部分に両手の人差し指を組み、両手で膝を包みます。この部分を押さえることで、大腿四頭筋のストレッチが効果的になります。

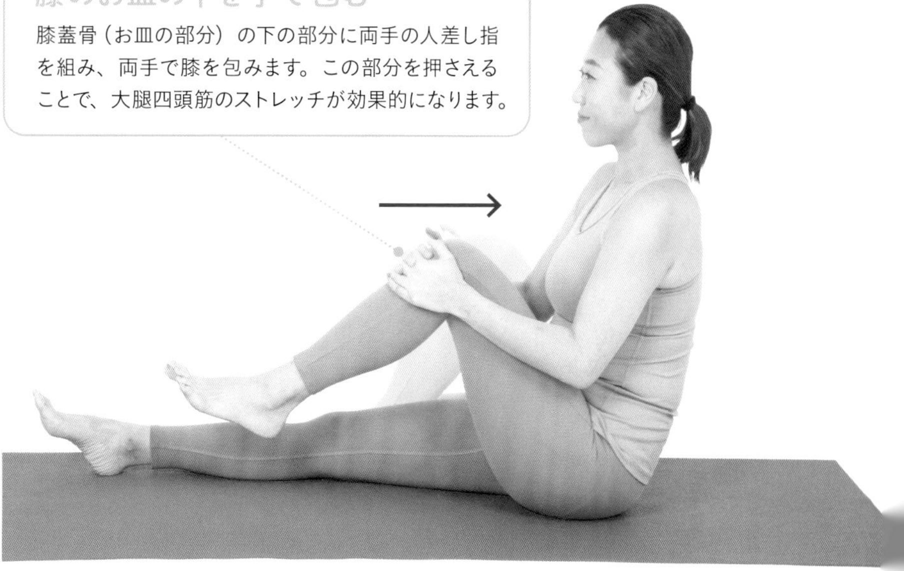

お皿の下を押さえて膝を体に寄せる

床に片脚を伸ばした状態で座り、膝蓋骨の下を両手で押さえて曲げる方向に力を加えながら、ゆっくり膝を体に寄せます。ストレッチのような伸長感は感じないかもしれませんが、関節包内の動きが起こっています。

膝を体に引き寄せる10回

膝痛を整える③

膝が伸びにくい場合の方法をご紹介します。
タオルを使いながら行う関節モビ体操ですが、関節モビの観点では、
どこを押さえて行うかもポイントになります。

膝のお皿の上の太腿側を押す

折りたたんだタオルを膝下に敷きます。膝蓋骨（お皿の部分）の上の部分に両手を組んだ時の人差し指が当たるようにしてください。大腿四頭筋のストレッチがより効果的になります。

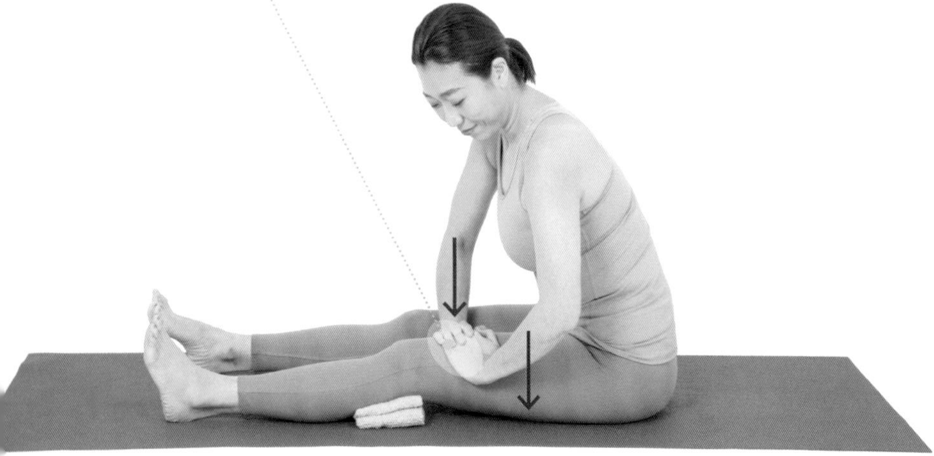

伸ばした脚の
お皿の上部を押そう

床に脚を伸ばして座り、片方の膝のお皿の上の大腿側を両手で押して、膝を伸ばしきります。

膝上を押し込む10回

股関節痛を整える ①

股関節（脚の付け根）の痛みは、変形性股関節症やリウマチなどの可能性が考えられます。硬くなると動かしにくくなる関節のため、まわりの筋肉からゆるめることが重要です。

太腿の側面に手を当てる

太腿の側面の筋肉の硬さが股関節痛の原因になることがあります。写真で押さえているところにある大腿筋膜張筋、外側広筋にアプローチします。

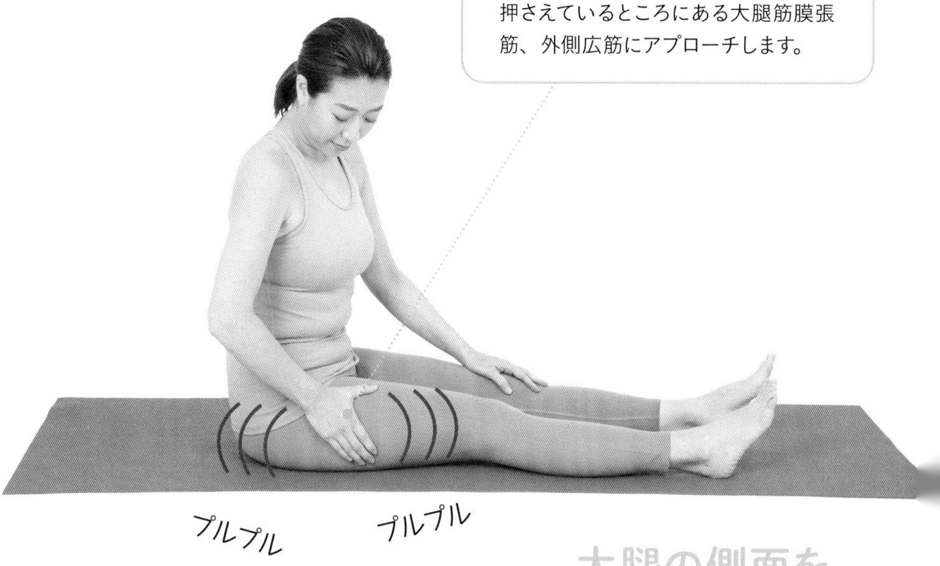

太腿の側面をプルプルゆらす

両脚を伸ばしたまま床に座り、片方の手で太腿の側面を押さえてプルプルとゆらしてください。大腿筋膜張筋、外側広筋をゆるめ、股関節の可動域を少し広げることに役立ちます。

大腿部をゆらす

30秒

股関節痛を整える❷

股関節に痛みがなくても、「詰まり」を感じる人は多いかもしれません。
これは関節にすき間が無い状態で、やがて痛みの原因となります。
ここで紹介する体操でぜひ解消を！

膝裏を持って
片脚を体に寄せる

仰向けに寝て、片脚の膝裏を近くで
手を組み、脚を体に寄せていきます。
痛みが出ない範囲でやってください。

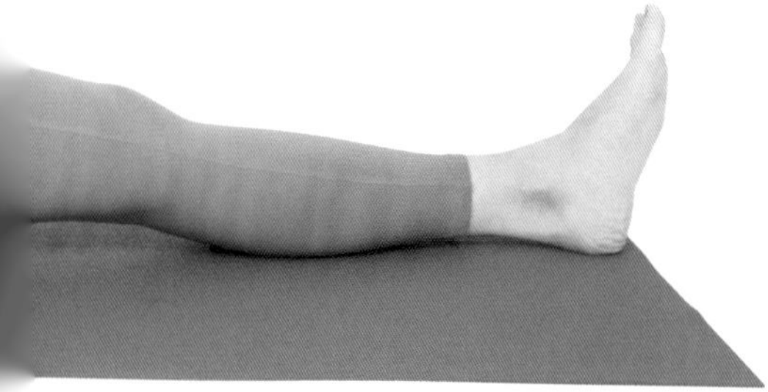

ハムストリングスと股関節に効く！

太腿の裏側の筋肉ハムストリングスをゆるめる効果があります。ハムストリングスは股関節と膝にかかる筋肉で、ゆるむことで股関節の可動域を出すことにつながります。筋肉の力で股関節が開くことで股関節の詰まりの改善や可動域の拡大につながります。

体に寄せた片脚の膝を伸ばす！

体に寄せる手の力に抵抗するように片脚の膝をしっかり伸ばします。伸ばしづらい場合は上に向かってキックするイメージで伸ばしてみましょう。痛みがある人は無理にやらないでください。10秒間やりましょう。

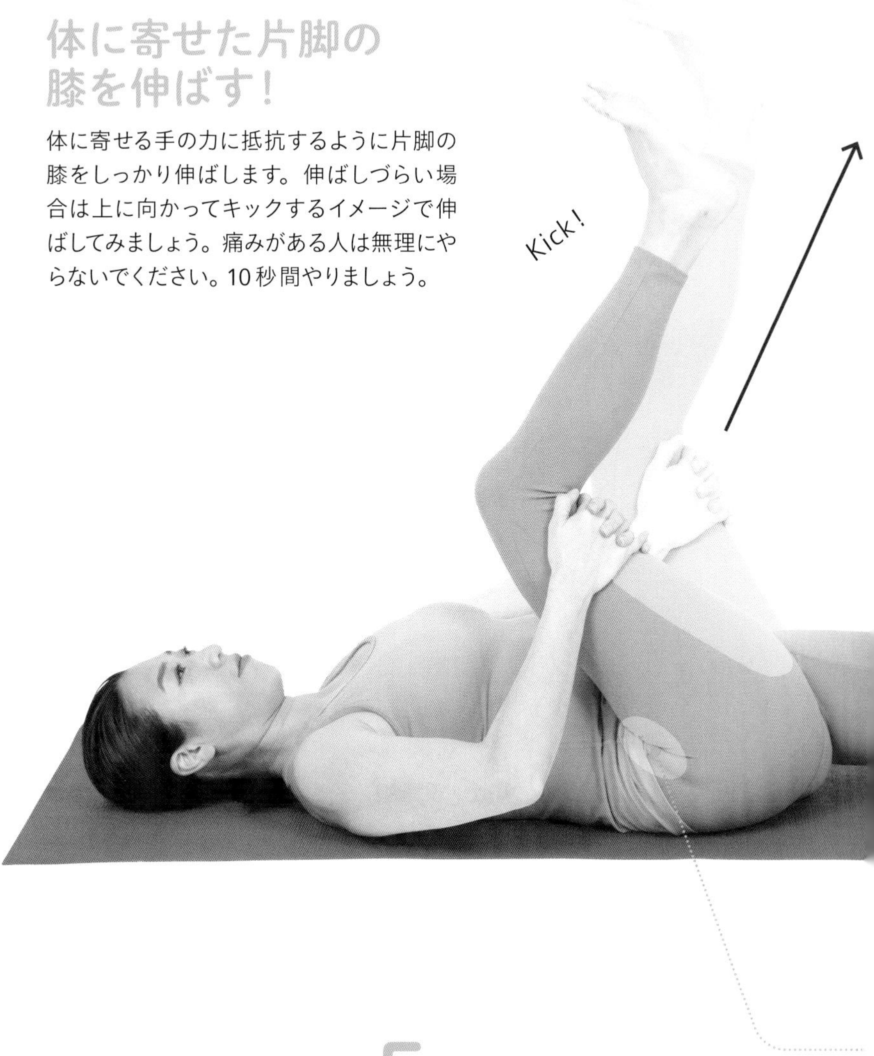

10秒押し合うを5回

股関節痛を整える③

股関節に関わる大きな筋肉に腸腰筋があります。上半身と下半身をつなぐ筋肉で、硬くなると股関節の可動域を制限するので、ゆるめていきましょう。

腸腰筋の場所はどこ？

背骨の腰椎から太腿の付け根にかけて、腹部の後ろから前に向かって斜めに通る筋肉が腸腰筋です。股関節の可動域だけでなく腰椎の可動域にも影響を与えます。

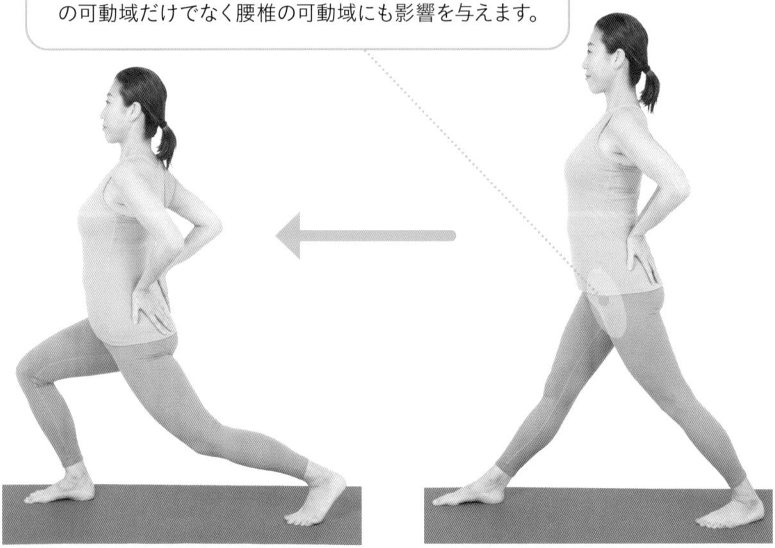

腰を前に入れる

両脚を前後に大きく開いて立ちます。骨盤が倒れないように腰を両手で押さえて、腰を前に入れます。頭や上体は後方に残して腰だけが前に行くイメージでやるのがコツです。腸腰筋に効きます。

腰を前後に入れる10回

足首・足を整える①

足首・足の痛みは、捻挫などの外傷的なもの以外には、歩き方などの日常的な動作の負荷によって引き起こされます。足の関節を使って、痛みの改善・予防をしましょう。

足の関節の場所はどこ？

くるぶしのすぐ下にあるわずかな出っ張りが距骨。その下にある大きな骨が踵骨。距骨と踵骨それぞれ挟み込むように持ちます。

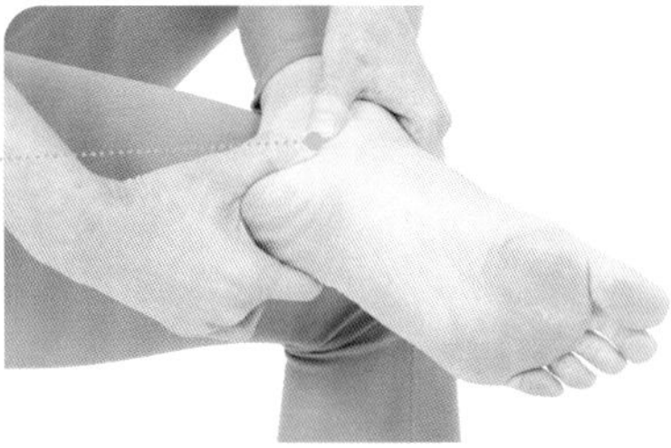

くるぶしを押す 10回

くるぶしの下を押さえる

椅子に座って脚を組み、上の足のくるぶしの下を片手でおさえて、片手でかかとを持ち、上下にやや強い力で揺らします。足の外側が痛い時に特に効果的です。捻挫などで腫れがある場合はやらないように。

足裏の関節はどこ？

足には小さな骨がたくさんあり、その結合部が関節的な役割を担います。そのため、足裏全体をもんでいきましょう。

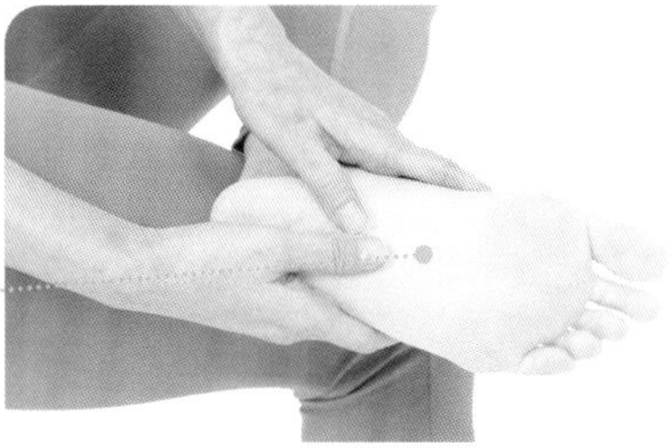

足裏全体をもむ 30秒

足裏をマッサージ

椅子に座って脚を組み、上の足の裏全体を両手の親指で押しながらマッサージします。足にある小さな骨に動きを出すことで、足全体のゆがみを整えます。

足首・足を整える②

足首にある関節を軟らかくしていき、足首や足の痛みを予防し、関節の可動域が広がる体操を紹介します。

足首全体を押さえる

くるぶしの上を片手で押さえてください。ここを起点に足を動かす体操なので、しっかりと固定するイメージで。

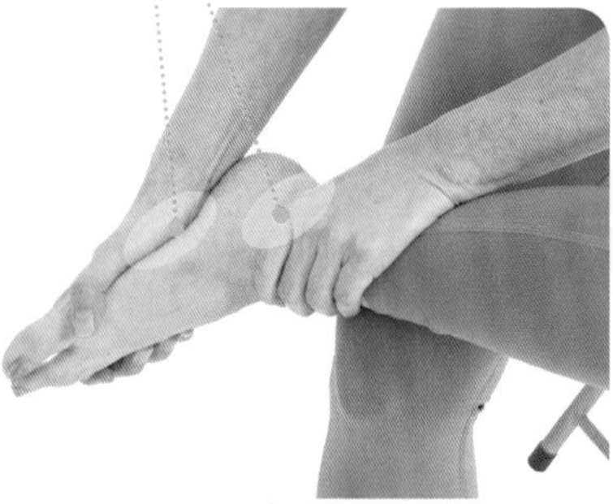

足を上下させる

椅子に座って脚を組み、上に乗せた足のくるぶしの上を手で押さえます。もう片方の手でつま先側を持ち踵方向に押し込みながら、足を上下(すね方向とかかと方向)させましょう。足関節の可動域が広がります。

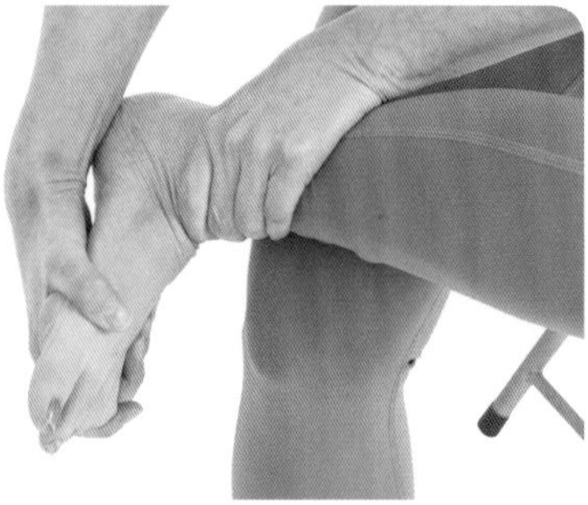

足を左右に振る

椅子に座って脚を組み、上に乗せた足の足首を手で押さえます。もう片方の手で足裏を持ち、足を左右（自分の体方向と床方向)に振りましょう。足関節の可動域が広がります。痛みが出ないように行います。

足を上下する10回

足首・足を整える③

**もう一つ、足首にある関節を軟らかくしていく体操を紹介します。
ターゲットはアキレス腱です。足首や足の痛み予防に役立ててください。**

体重をかけて足首を伸ばす

床にしゃがむ姿勢をとり、片脚を少し前に出します。両手で足の甲を押さえて、上体を前方に傾けます。関節包とともにアキレス腱がよく伸ばされます。

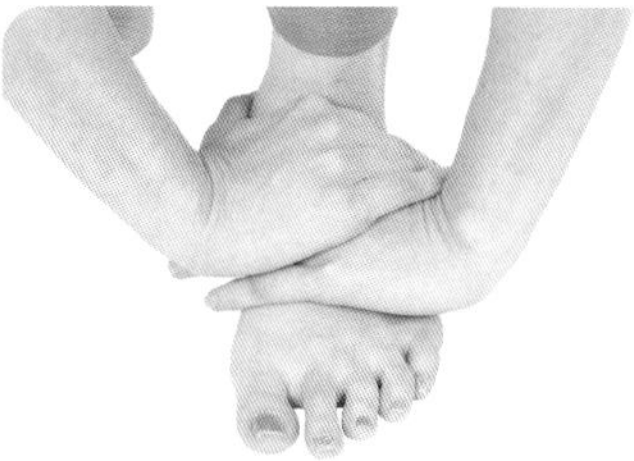

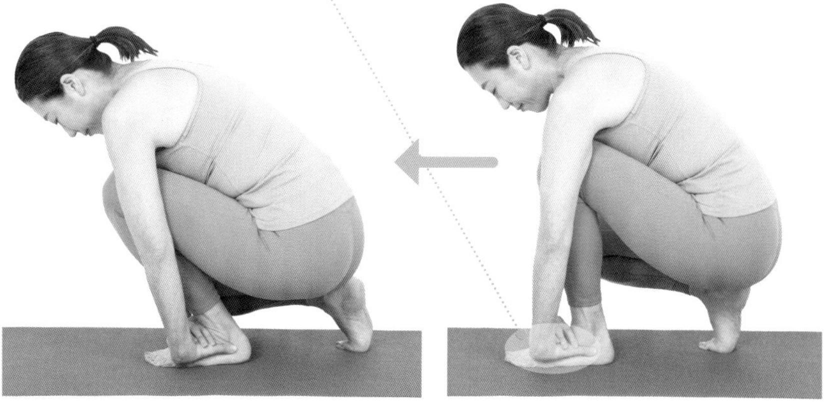

足の甲を押さえる

足関節は年齢とともに硬くなります。足の甲を押さえてやることで、ストレッチ効果が高まり、足関節の可動域が広がります。

アキレス腱伸ばしを5回

自律神経を整える❶

不眠や疲労感の原因となる自律神経の乱れは深呼吸で整えられますが、肋骨の動きが悪いと深呼吸が十分にできません。ここで自律神経を整える深呼吸を学びましょう。

両手で胸の下を押さえ息を吸う

リラックスした姿勢で立ち、胸の下に両手を置いて大きく息を吸います。より胸が開くように両手で押さえている部分を肋骨の動きとともに外側に広げます。

胸の下に手を当てる

肋骨の下に人差し指がくるように両手を置くのがポイントです。呼吸をする時に肋骨が開いたり、閉じたりする動きを手で感じとりましょう。

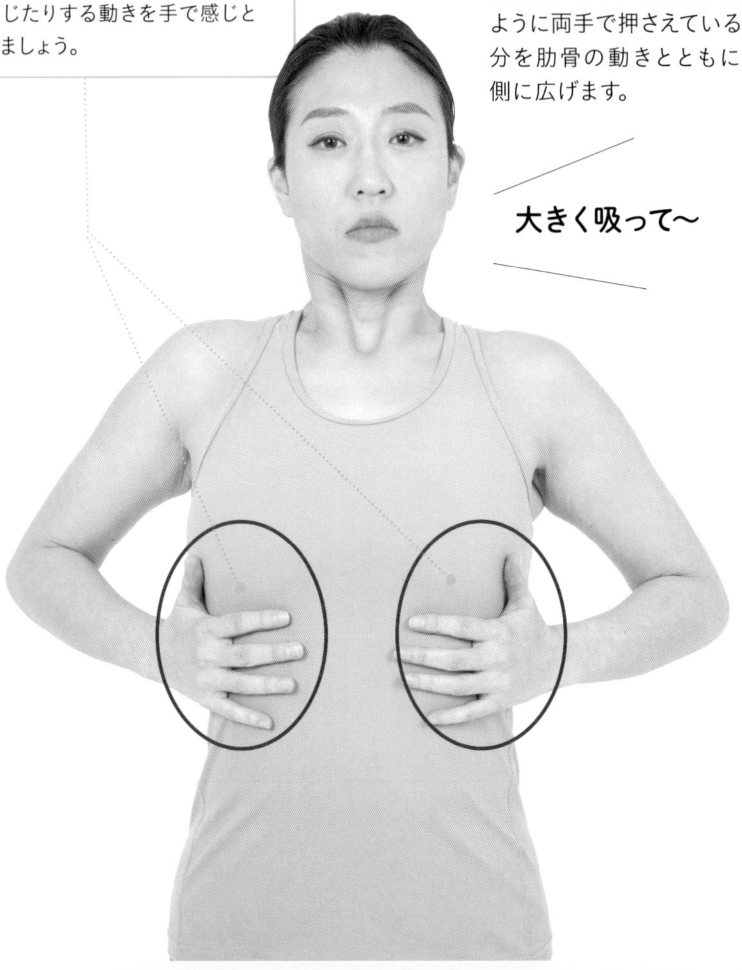

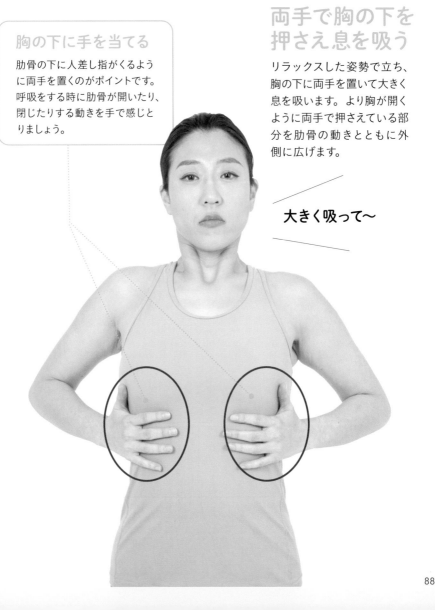

両手で胸の下を押さえ息を吐く

大きく息を吸った後、しっかり長く吐いていきます。より胸が閉じるように両手で押さえている部分を内側にすぼめるように押し込むことで息をしっかりと吐ききることを助けます。

しっかり吐いて〜

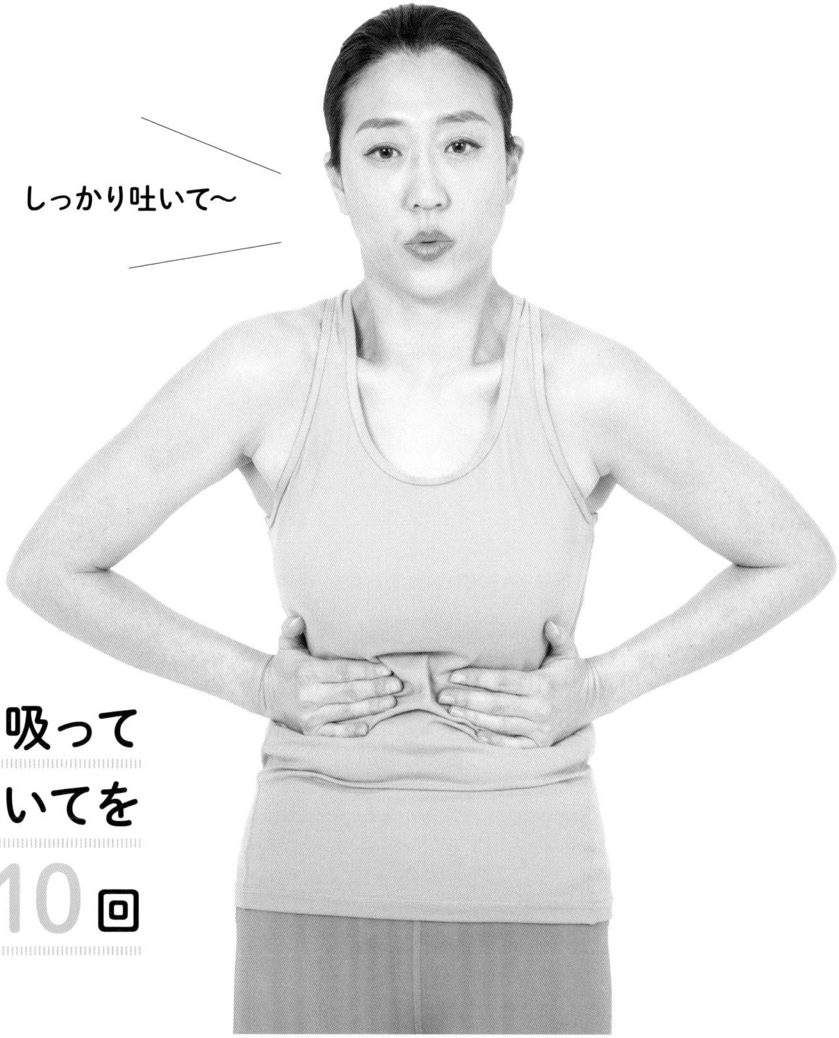

吸って吐いてを10回

自律神経を整える②

自律神経は背骨の両脇を通ります。そのため背骨の関節の可動域が狭く、まわりの筋肉が硬いと自律神経の働きも低下してしまいます。自律神経を活発化する体操、教えます。

タオルの上で体を左右に振る

床に横になり膝を立てます。折りたたんだフェイスタオルを背骨の脇に来るように置き、体を左右に振ります。

背骨の脇にタオルを当てる

タオルを置く場所を背骨の真下ではなく、背骨の両脇、そのどちらか側にしてください。

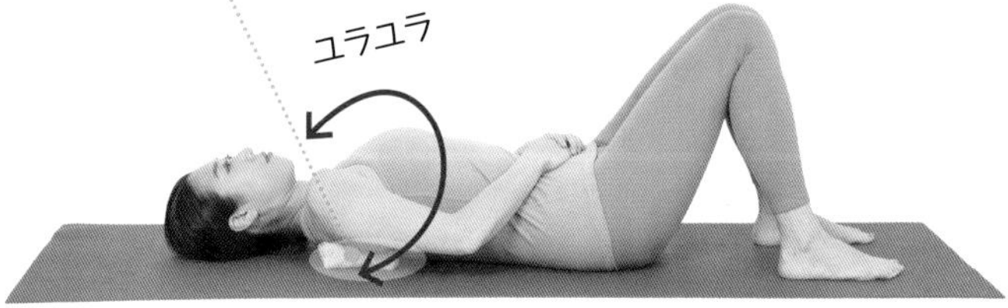

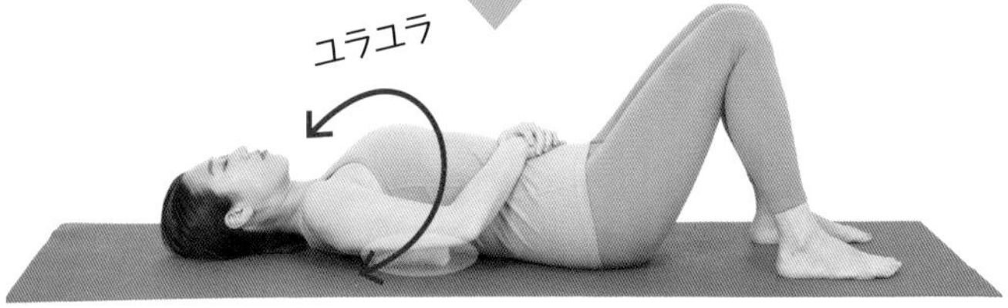

タオルの位置を変えてやる

タオルの置く位置を変えて何度かやりましょう。自律神経は首からお尻のほうまで通っているので、首の近く、背中の真ん中、腰の近くなどがいいでしょう。不快な痛みがある時はやめておきましょう。

ユラユラをくり返す

PART 5

関節モビ体操で体型を整える

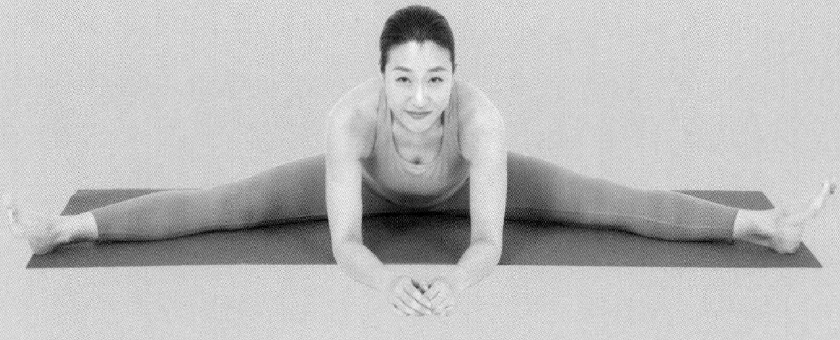

小顔に整える❶

頭蓋骨はいくつかの骨が組み合わさっていて、その縫合部の
まわりにある筋肉が硬いと血流が滞り、頭や顔がむくむ原因となります。
このむくみを改善して小顔効果を狙います。

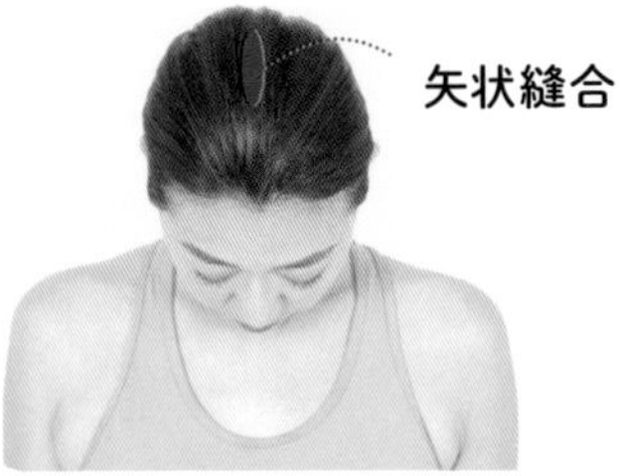

矢状縫合を指でグリグリ

冠状縫合の真ん中から後頭部に向けてあるのが矢状縫合です。そこに両手の人差し指から小指を押し当て、前後左右にグリグリと動かしてください。

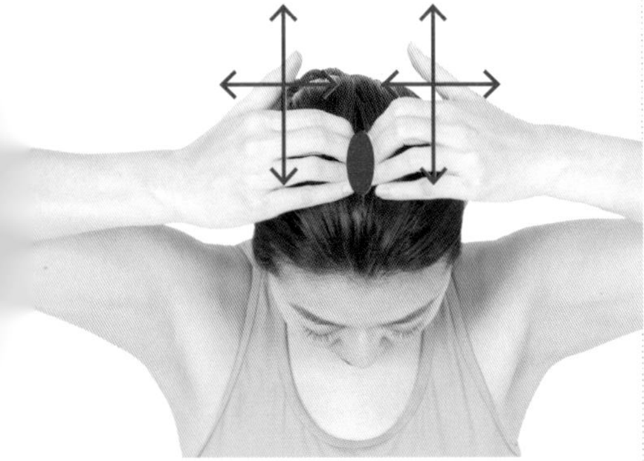

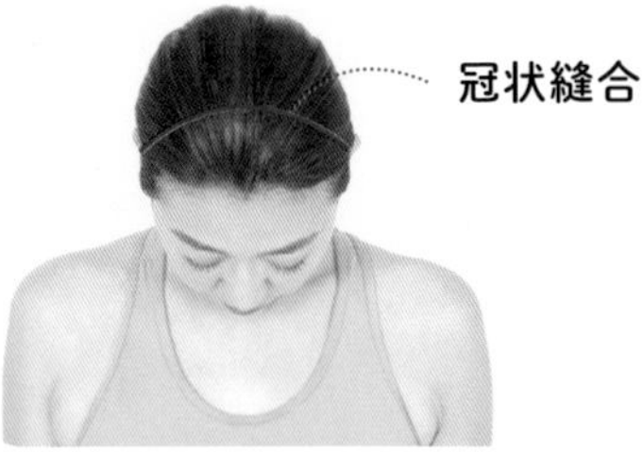

冠状縫合を指でグリグリ

両手の人差し指から小指を押し当て、額から頭をなぞるように指をすべらせるとわずかにへこんだ部分があります。ティアラをつけるような場所です。そこが冠状縫合で、押し当てた指を前後にグリグリと動かします

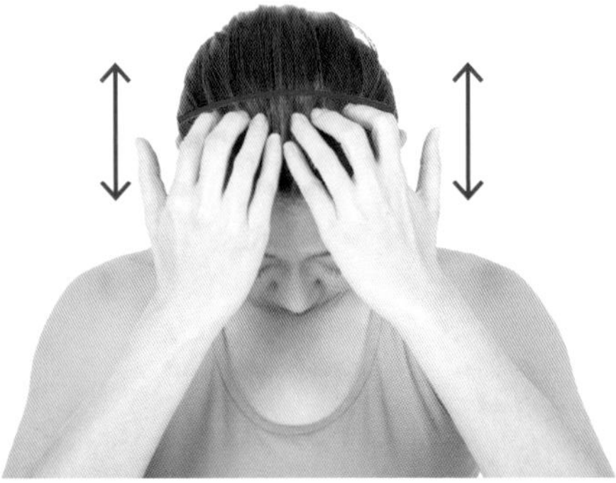

マッサージを1日5回

小顔に整える 2

**頭蓋骨の縫合部を正確に触るのは難しいのですが、
その周辺をマッサージするだけでも効果があります。
下に紹介する2つの縫合部もぜひやってみましょう。**

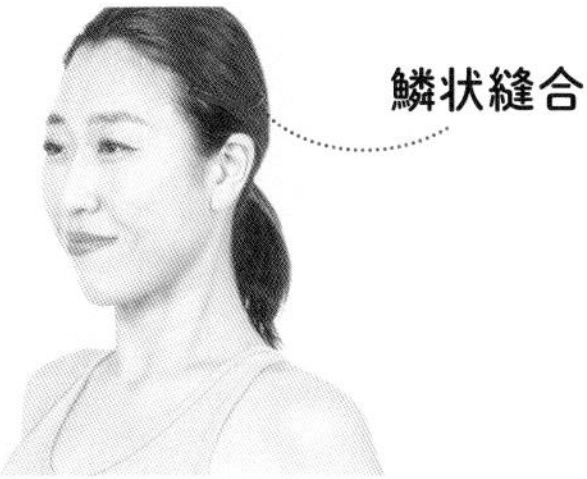

鱗状縫合を指でグリグリ

こめかみから指を斜め後ろにすべらせたところにあるへこみが鱗状縫合。ここを両手の人差し指から小指で上下にグリグリと動かしてください。

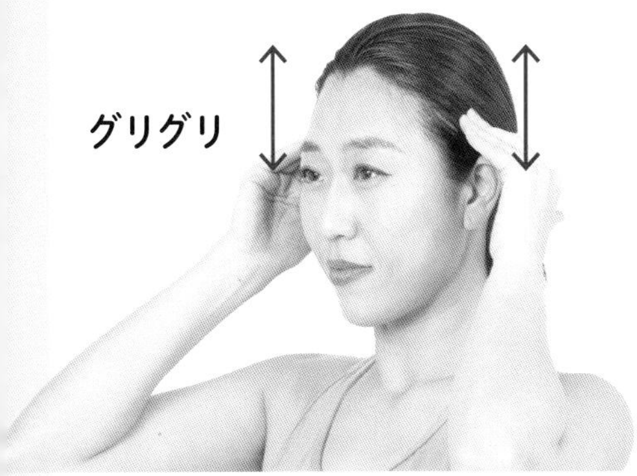

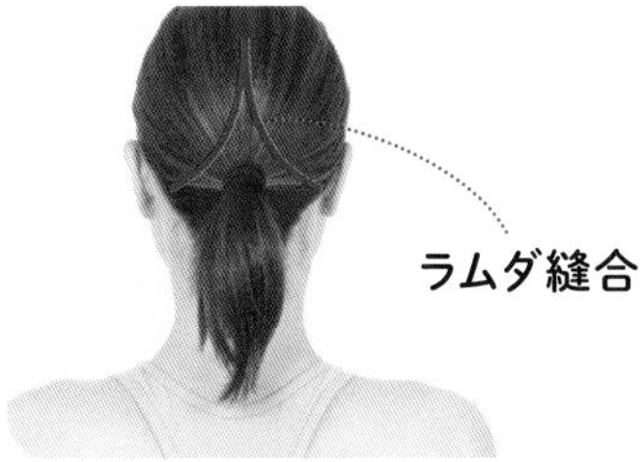

ラムダ縫合を指でグリグリ

つむじから後頭部にかけて逆V字にあるのがラムダ縫合。そこに両手の人差し指から小指を押し当て、左右に動かしましょう。

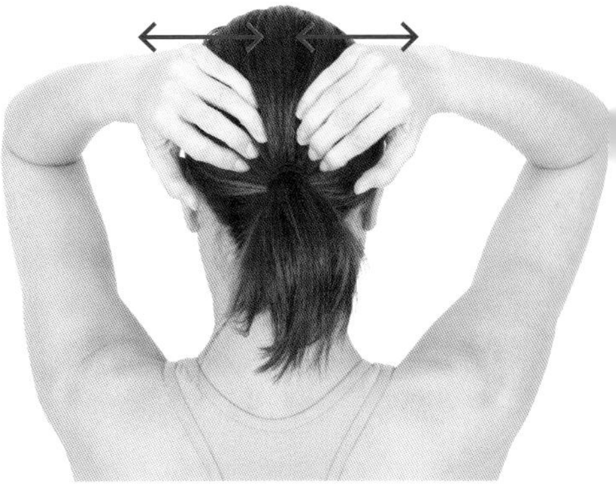

マッサージを1日5回

小顔に整える③

顔の筋肉は硬くなりやすいところがあり、血流が滞ることで、むくみやたるみ、シワの原因になります。セルフマッサージでほぐしていきましょう。

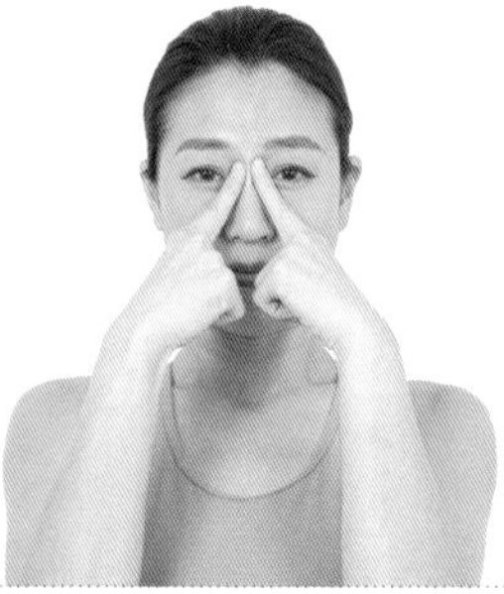

目のまわりをマッサージ

目のまわりに指を軽く押し当て、周囲にある眼輪筋をほぐします。目の下のクマやまぶたのたるみ、目元の小ジワやむくみが改善されます。目の内側には前頭鼻骨縫合があります。

鼻の下をグリグリ

鼻の下には口のまわりの筋肉の口輪筋があり、ここが硬いと口まわりのたるみやしわの原因になります。鼻の下、中央の位置を人差し指でグリグリしましょう。ここには上顎間縫合があります。強く押すと痛みがあるため軽めに圧迫しましょう。

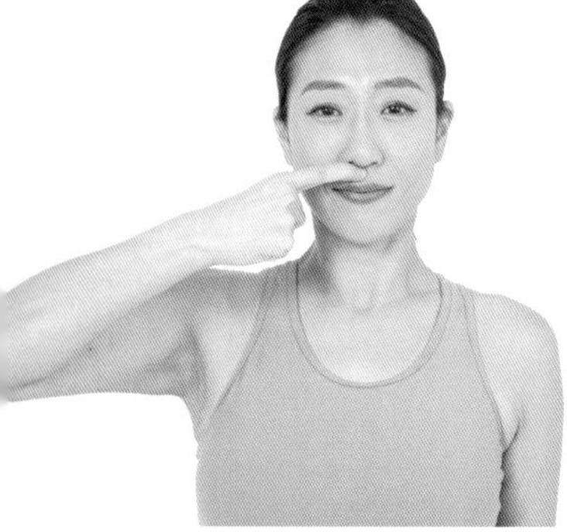

こめかみを左右に動かす

こめかみ部分に指を押し当て、左右に動かします。こめかみはアゴや頬の筋肉につながる部分で、ここを刺激することでその筋肉をゆるめられます。蝶前頭縫合があります。

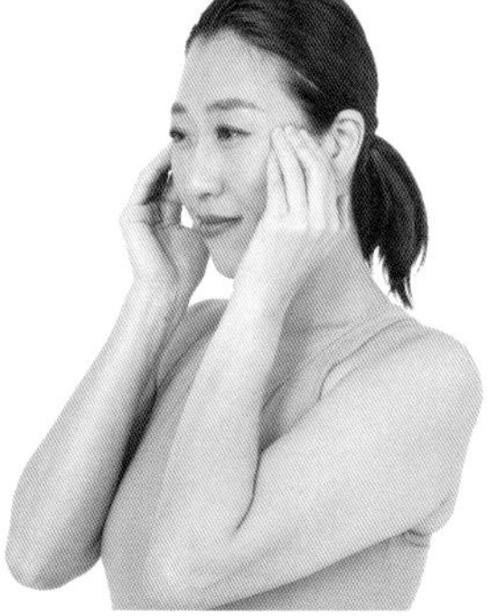

マッサージを1日5回

二重アゴを整える❶

アゴの筋肉がのたるみによる二重アゴは、頭が肩より前に出るストレートネックの人がアゴを引いた時に多く見られます。顎関節を押さえながらの体操で、二重アゴを解消しましょう。

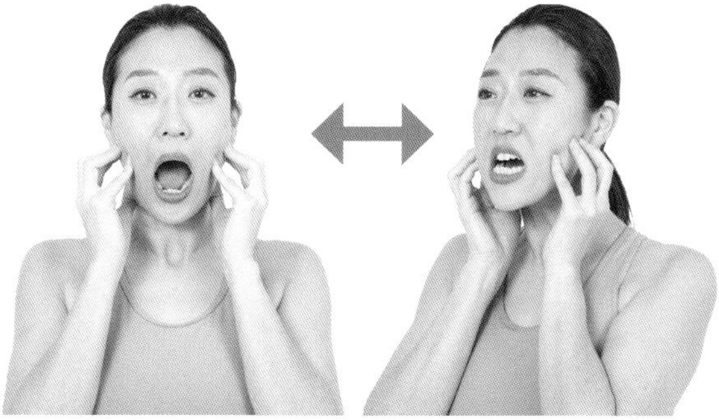

アゴを前に出して口を大きく開く

親指をアゴの端に、人差し指をもみあげの下あたりにあるくぼみに、残りの指を頬骨の下に当て、顎関節を軽く触ります。それからアゴを突き出して口を大きく開け、戻します。

前後に10回

アゴを左右に振る

親指をアゴの端に、人差し指をもみあげの下あたりにあるくぼみに、残りの指を頬骨の下に当て、顎関節に軽く触れておきます。口を半分ほど開けてから、アゴを左右に振ります。

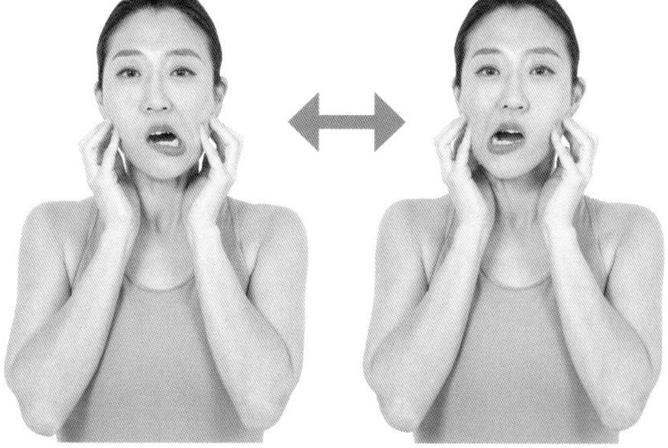

左右に10回

二重アゴを整える②

**首の前面にある斜角筋の硬さも二重アゴの原因の一つ。
アゴを引くと斜角筋が肋骨を引き上げて首と肋骨の間を狭くし、
そこに肉が溜まるのです。その解消方法を紹介します。**

胸を押さえて アゴを前後に 動かす

胸の前、鎖骨の下あたりを両手で押さえて、アゴを軽く前に出した後、しっかり引きます。この時、肋骨が持ち上がらないように両手でやや強めに押さえます。この動きをくり返します。

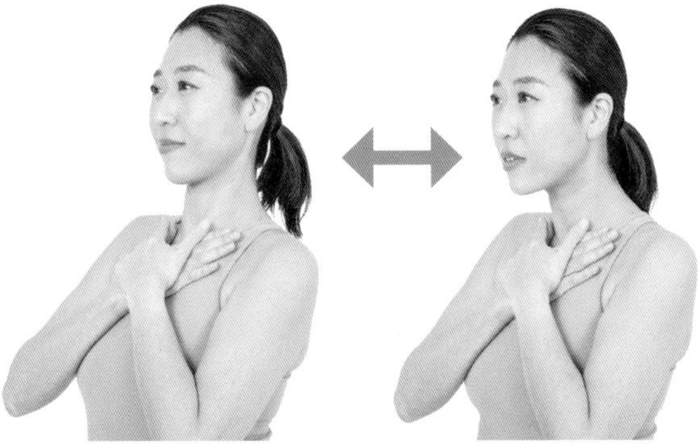

前後に10回

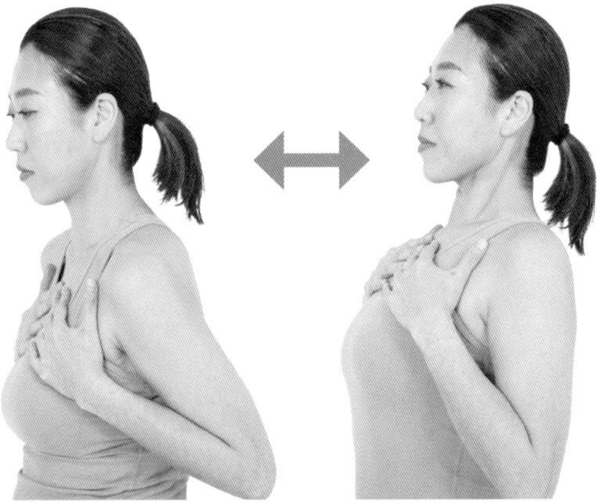

肋骨を 押さえて 深呼吸

肋骨を上がりにくくするために、両手で胸の上部の肋骨を押さえながら、深呼吸をくり返します。

前後に10回

胸まわりを整える

胸の筋肉の一つである小胸筋の緊張をほぐし肩甲骨が整うと、バストアップや胸まわりをスッキリ見せる効果を狙えます。効率的に刺激を与えるために烏口突起という骨にアプローチします。

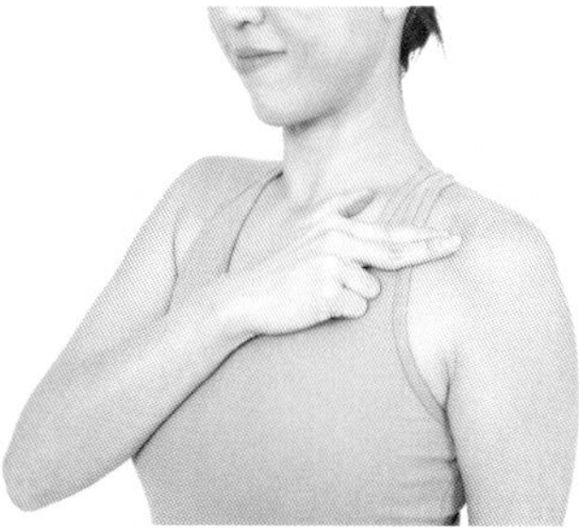

烏口突起の場所はどこ？

肩甲骨前方にある突起の部分で、バストアップや胸まわりをスッキリさせる鍵となる筋肉、小胸筋がつく骨です。ここを押さえることで小胸筋の過緊張を抑制し肩甲骨が整います。肩関節の動きもよくなります。

烏口突起に指を当て腕を回す

烏口突起を人差し指で押さえながら、腕を前回り、後ろ回りをくり返します。もう片方の腕も同様にやりましょう。

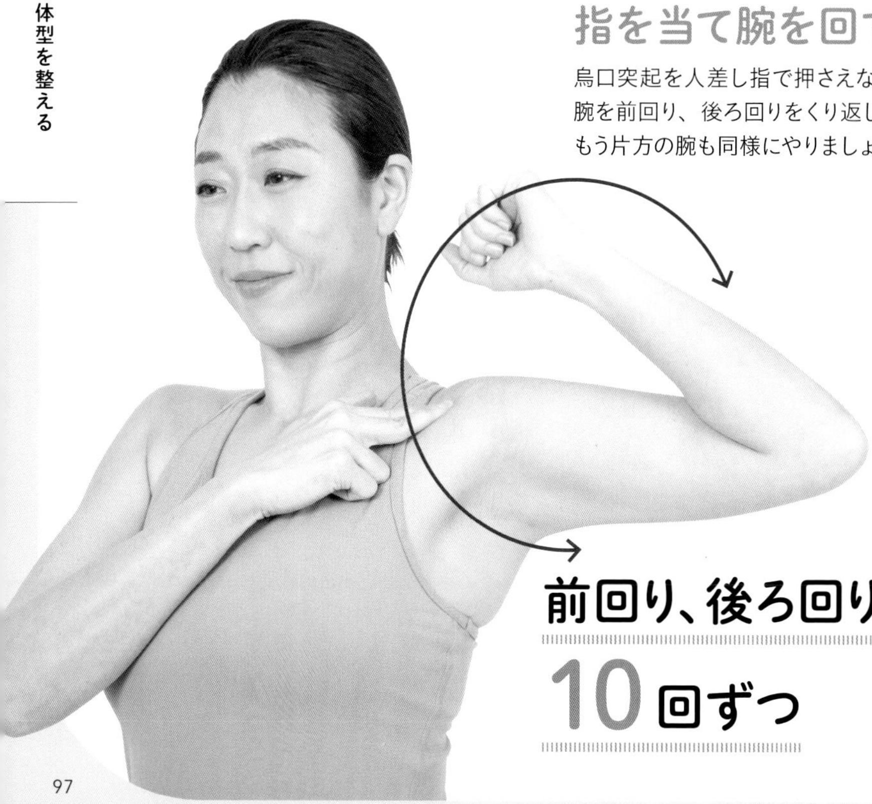

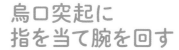

前回り、後ろ回りを

10回ずつ

くびれを整える❶

くびれをつくるポイントの一つは骨盤の位置。
骨盤が前に傾いていて反り腰の状態だと腰まわりが広がって見えてしまうからです。骨盤を立てる体操をやってみましょう。

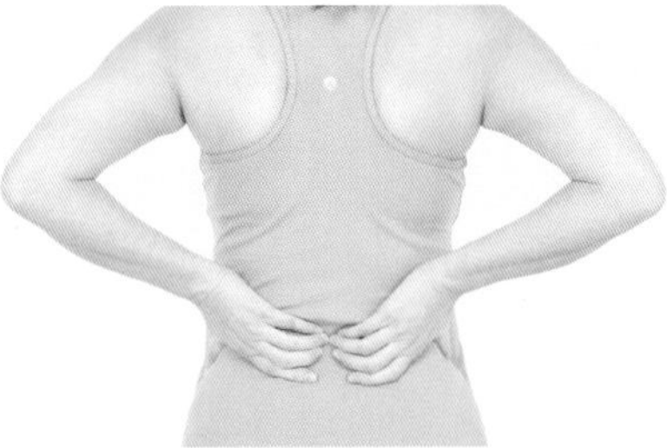

腰椎の場所はどこ？

仙腸関節から上、背中の真ん中より下の背骨でへこんでいるところに指をあててください。本来は腰椎の場所を特定してやりますが、この簡易的な方法でも効果ありです。

腰椎に指を当てお腹を引く

腰椎に指を当てて、その指に腰椎を押し当てるイメージでお腹を引きます。すると、外腹斜筋が鍛えられ、骨盤が立ちやすくなります。

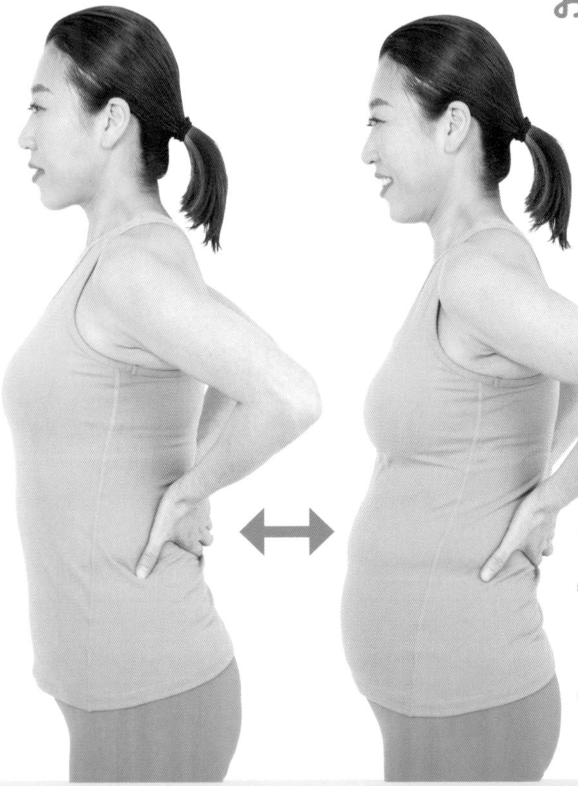

前後に 10回ずつ

くびれを整える②

**くびれをつくる2つめのポイントは横っ腹。
ここが締まっていることでくびれができます。
その鍵は広背筋。広背筋を鍛えましょう。**

腰椎を押さえてお尻を浮かせる

床に横になり、肘を立てます。片方の手で腰椎を押さえながら、お尻を上方向に引き上げます。腰椎を押さえることで、広背筋により刺激を与えられます。

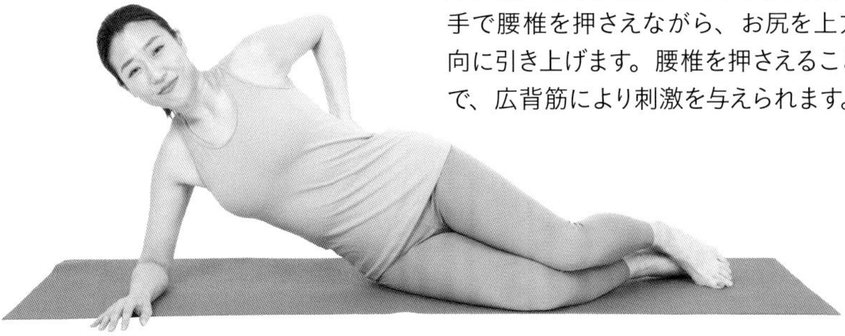

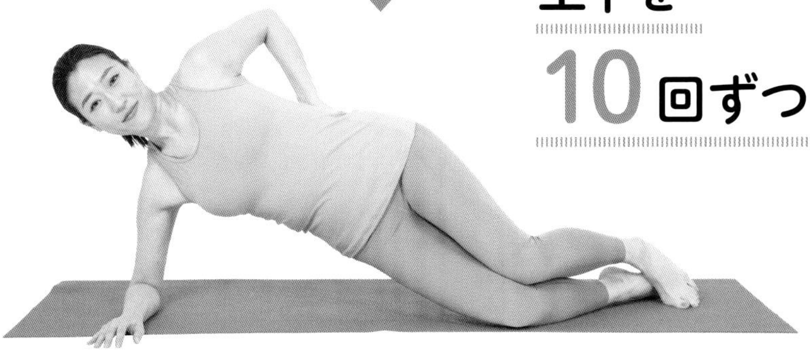

上下を10回ずつ

お尻を整える

ヒップアップするにはお尻の筋肉（大殿筋、中殿筋、小殿筋）とハムストリングスを鍛える必要があります。それがいっぺんにできる体操を紹介しましょう。O脚改善効果もあり。

かかと同士で押し合う

両足をそろえて立ち、かかと同士、しばらく内側に押し合います。お尻が締まり、膝も内側に寄っていきます。恥骨を前に出して骨盤を立てるようにしてやるとより効果的です。

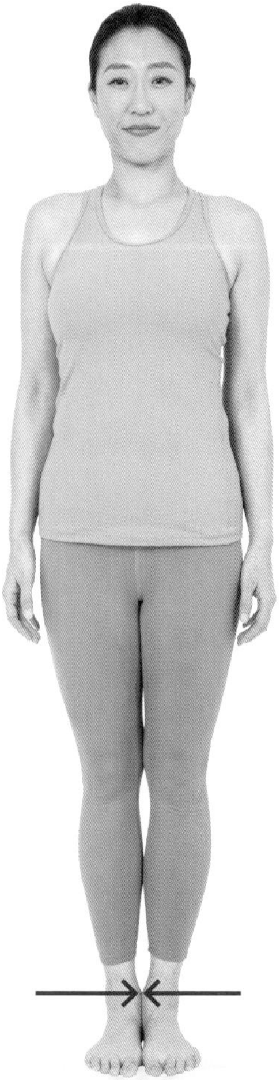

かかとから太腿、お尻、お腹へと力を入れていこう

かかとを 10回 押し合う

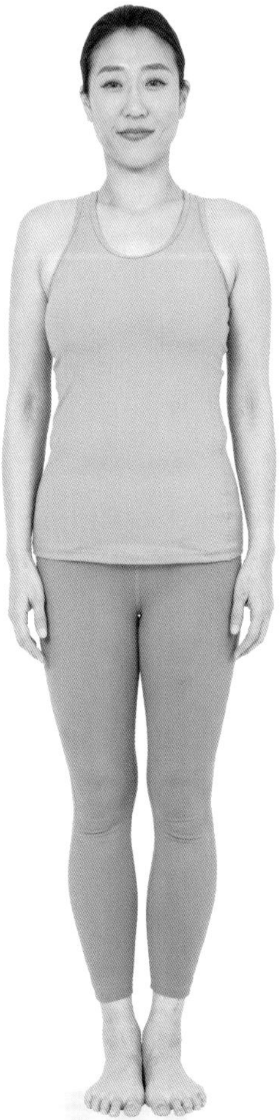

タオルを敷いてO脚改善効果！

前ページの体操にプラスアルファでO脚改善効果を高める方法をここで紹介しましょう。

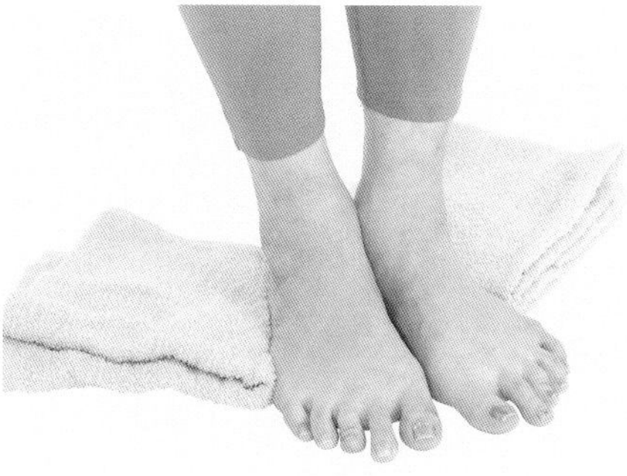

タオルを足の外側に敷く

フェイスタオルを2枚用意して、それぞれ折りたたんで両足の外側に敷き、前ページの体操をやります。足の外側に高さを出すことでやりやすくなり、改善効果もアップします。

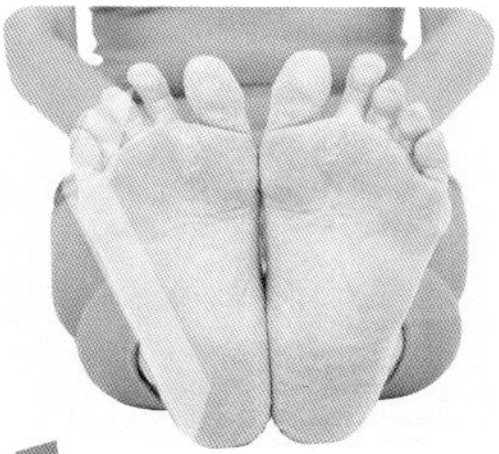

手作りインソールでO脚改善！

O脚改善をサポートするインソールを、格安で簡単に手作りできることを知っていますか？

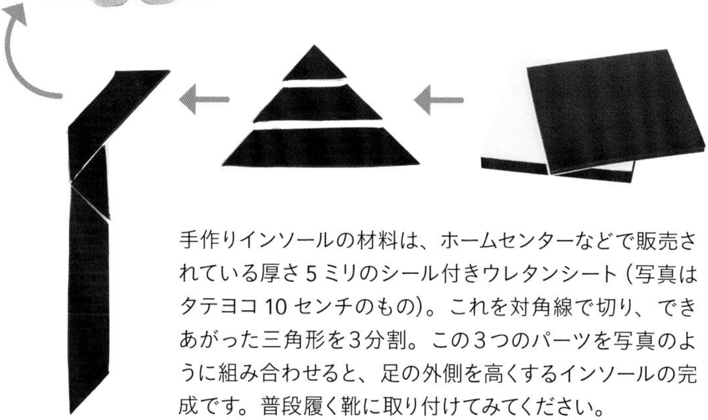

手作りインソールの材料は、ホームセンターなどで販売されている厚さ5ミリのシール付きウレタンシート（写真はタテヨコ10センチのもの）。これを対角線で切り、できあがった三角形を3分割。この3つのパーツを写真のように組み合わせると、足の外側を高くするインソールの完成です。普段履く靴に取り付けてみてください。

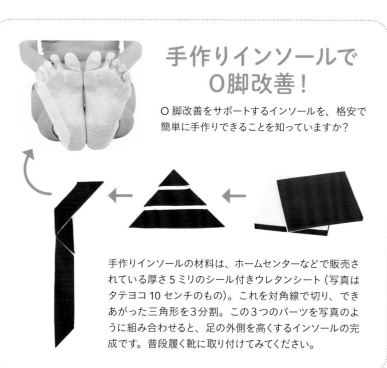

柔軟性を高める

体の柔軟性がひと目でわかる前屈、長座体前屈、開脚。どれもベターっとできるように目指したい人は、本書の関節モビ体操でぜひチャレンジしてみませんか？

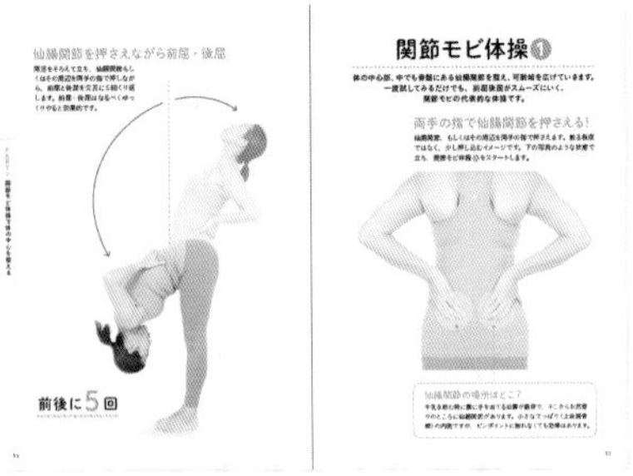

関節モビ体操①の詳細は52～55ページへ

前屈

前屈で指先や手のひらがもう少しでつくという人は関節モビ体操①がオススメ。手がつくには程遠いという人は①～④の体操をすべてやってみましょう。毎日やれば、普通のストレッチより早く効果を実感できます！

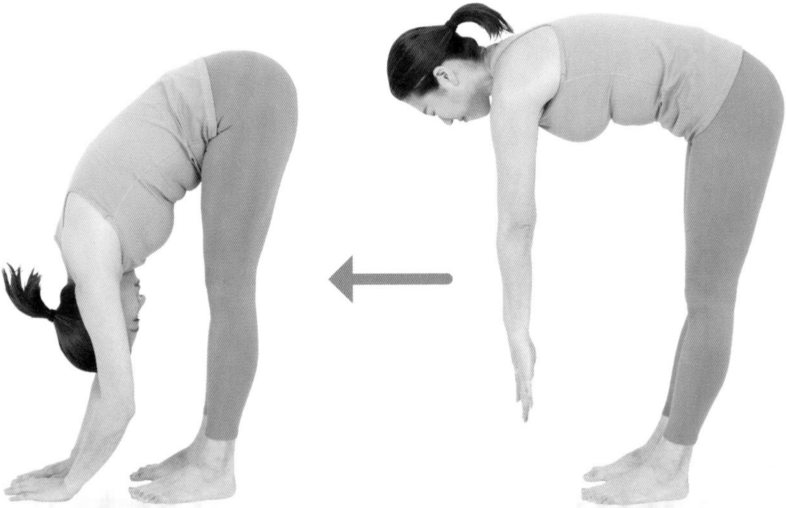

長座体前屈

長座体前屈で足をつかめたり、足指に手が届くまであと一歩の人は関節モビ体操❷と❹がオススメです。上体が前に倒せない人は❶と❸もぜひやってください。コツコツ続ければ、必ず結果が出る体操です！

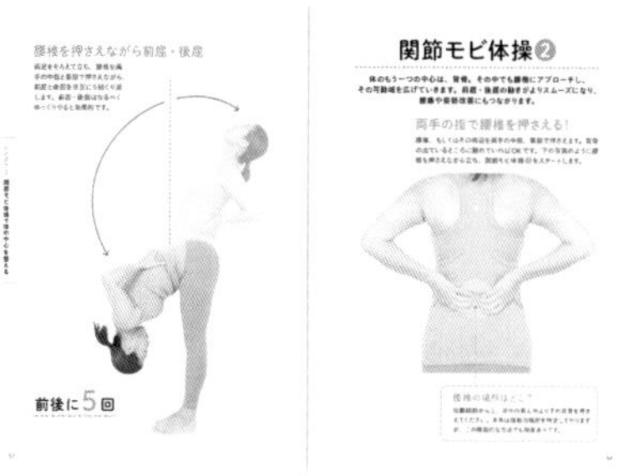

関節モビ体操❷の詳細は56～58ページへ

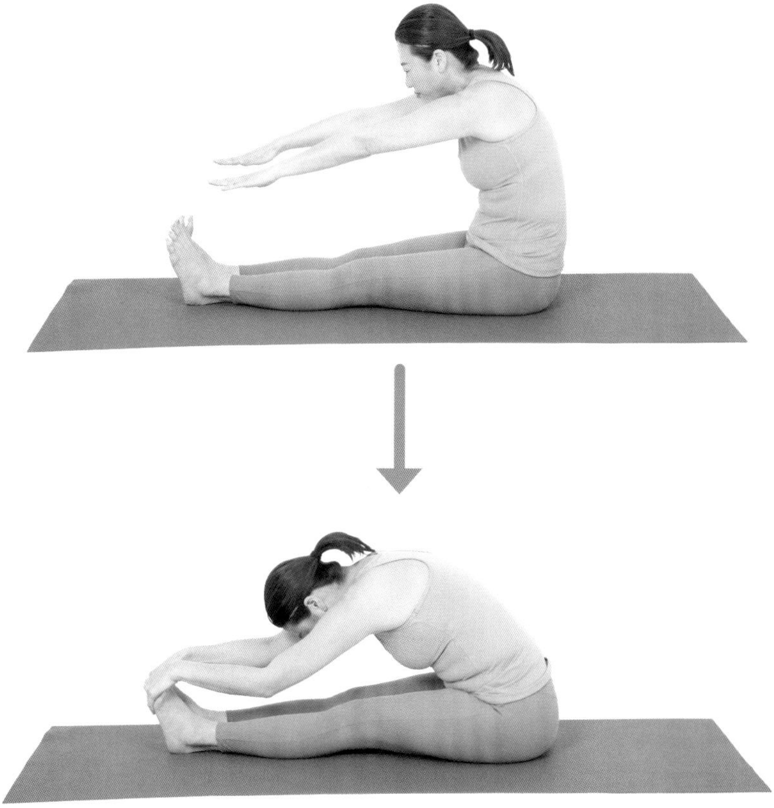

んん、
きつい…！

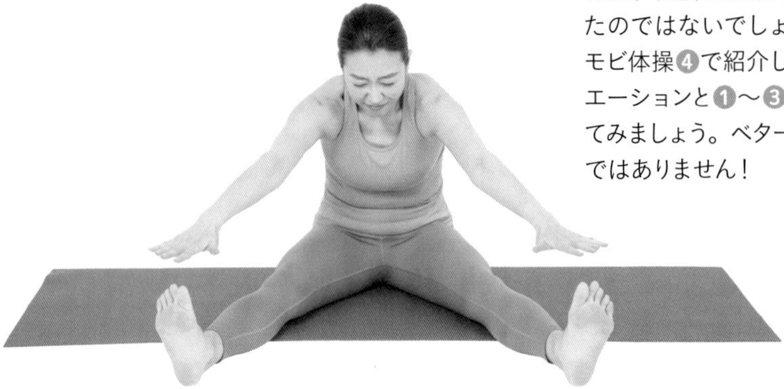

開脚

開脚なんて絶対無理だと思う人でも、関節ナビ体操❶の効果を知れば、開脚に挑戦してみたくなったのではないでしょうか？　関節モビ体操❹で紹介した片脚のバリエーションと❶〜❸の体操を始めてみましょう。ベターっと開脚も夢ではありません！

でも、毎日
関節モビ体操を
続ければ

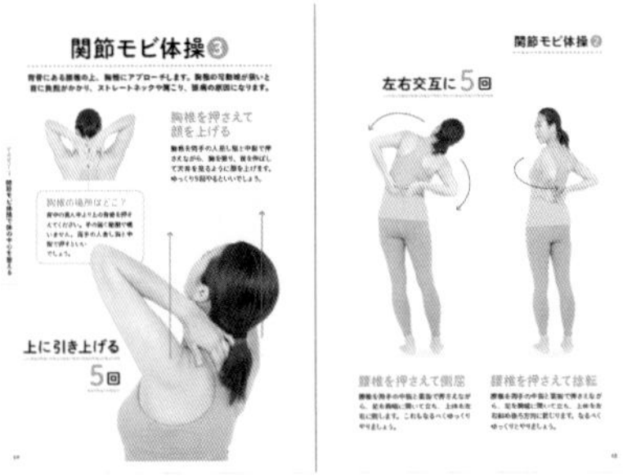

関節モビ体操❸の詳細は59ページへ

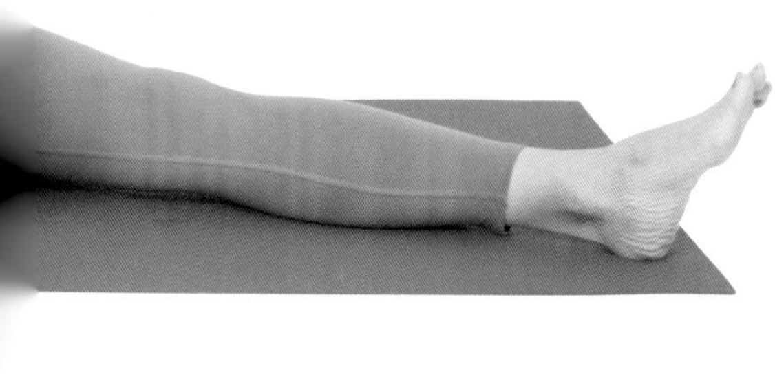

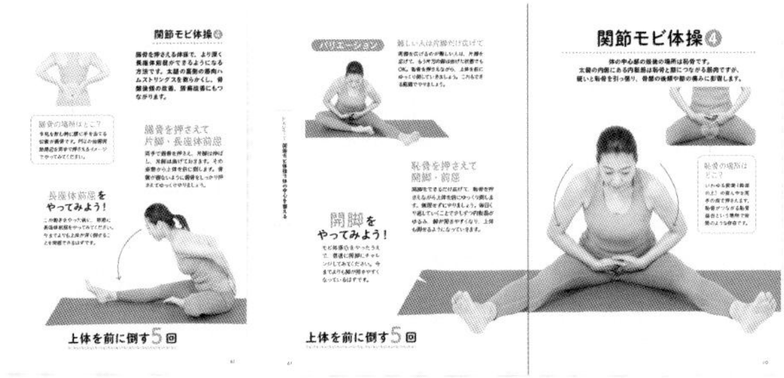

関節モビ体操④の詳細は 60 〜 62 ページへ

開脚も夢じゃない！

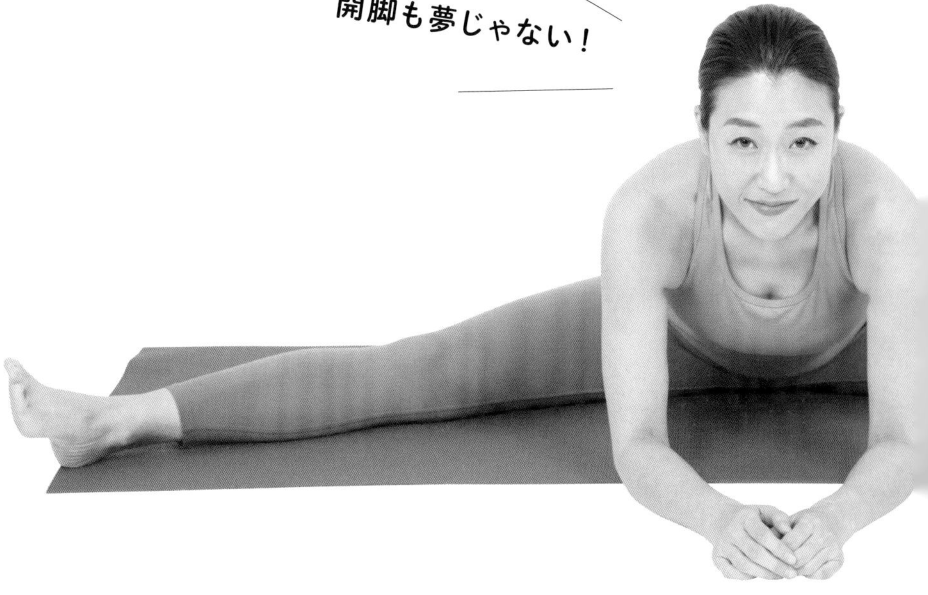

おわりに

わずかな変化の積み重ねが体を大きく変えていく！

改めて、本書を手に取っていただきありがとうございます。関節モビの世界はどんな体験だったでしょうか？

体が軽くなったと感じましたら幸いです。中には、体感があまりなかったという方もいるかもしれません。しかし、それでも大丈夫です。

本書でお伝えした通り、関節包内運動とはミリ単位の小さな動きです。あまり感じなかったとしても、体の変化は確実に起こっています。

何より、体を大切にする習慣を続けることが重要です。継続することで、わずかずつの変化が積み重なっていきます。それは次第に大きな変化となって**「体の調子がよくなってきたな」**と感じることでしょう。

私は20年間にわたって多くの人に触れてきました。その期間にずっと診ている方が一人います。

30代で脳を損傷され、全身が動かない四肢麻痺という状態になった女性で、現在は50代の方です。生活のすべてに介助が必要なのですが、そのため筋肉も硬くなりやすい。そこで柔軟性を高めるためのリハビリを私が担当してきました。

この女性は、20年間ほとんど状態が変わっていません。しかし正確には、日々のケアとリハビリの継続で、状態を維持しているのです。

一般的に、年齢を経るごとに体は衰えていきます。体を動かせない寝たきりに近い状態であれば、早く衰えていくのが一般的です。

「変わらない」ことをネガティブに感じるかもしれないのですが、実はこれは驚異的な「変化」なのです。

現在も彼女は生活の中に安心感を持ち、愛するご主人とともに幸せに暮らしています。仲のよいご夫婦の姿にいつも感動しています。私はこの方に会って変わらない様子を見るたびに、変化の積み重ねという素晴らしさを感じています。これはひとえに、体に対してのケアを日々続けているからこそです。

一方、日頃から体のケアを怠っているばかりに、生活習慣病になる方は後を絶ちません。肩、腰、膝の痛みを我慢したり、治らないからとあきらめている人も少なくありません。

これはとてももったいないことです。**体を大切にする習慣を持てば、体は必ず答えを返してくれます。**あなたは、ご自身の体を大切にする習慣を持っていますか？

人は成長期が終われば年齢とともに衰えていきます。体を少しでもよくしようという努力なしでは現状維持すらできないのが普通です。私は本書を通して、あなたが健康的な生活を続けていく未来を応援することができたら、最上の喜びです。

「今からでは遅い」と思われた方、そんなことはありませんよ。人は何歳になっても変わることができます。人生に希望を見出し、楽しく充実した毎日が過ごせるよう、健康であり続けてください。

あなたの健康を心より応援しています。

２０２４年３月

理学療法士　矢口拓宇

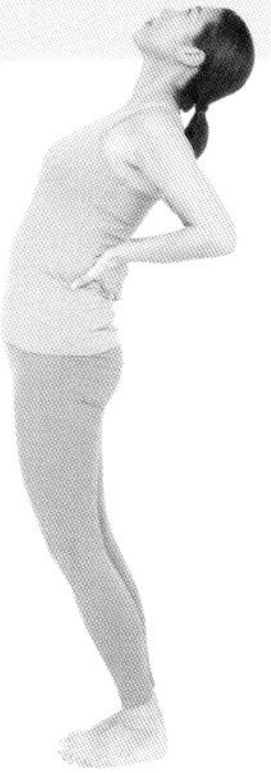

本書ご購入者への限定特典!

～解説動画＆PDFをお受け取りください～

本書の内容をさらに理解を深めて実践できるよう、解説動画と解説PDFをご用意しました。本文とあわせてご覧になることで、より一層確信を持って取り組めます。本書をご購入の方だけの限定特典ですので、ぜひ以下のQRコードよりアクセスして特典動画とPDFを受け取ってください!

特典 1

著者が解説!

自分でできる関節モビライゼーション動画セミナー

① 骨盤から全身を整える!（9分32秒）

② 腰から体幹を整える!（7分2秒）

③ 首と背中から首まわりを整える!（5分23秒）

※実際の運動の仕方を著者自らが実演して解説します。

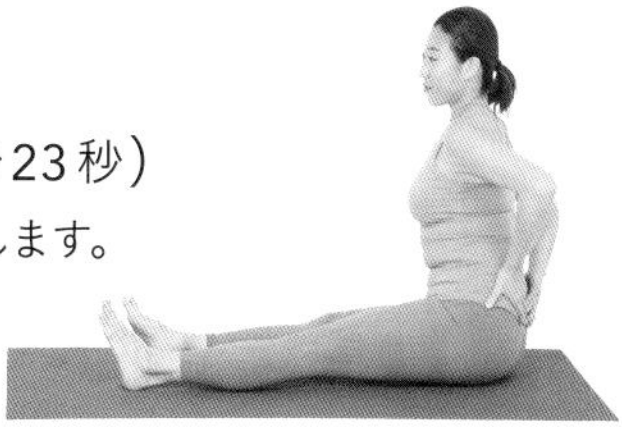

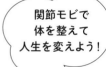

特典 2

著者のこだわり!

「自分でできる関節モビライゼーション」解説PDF資料

<特典のお受け取り方法>

特典のご応募は以下の矢口拓宇公式LINEアカウントにご登録いただき、キーワード「**かんせつ**」と入力して送信してください（必ず「ひらがな」でご入力ください）。

https://lin.ee/wDQxjbVa

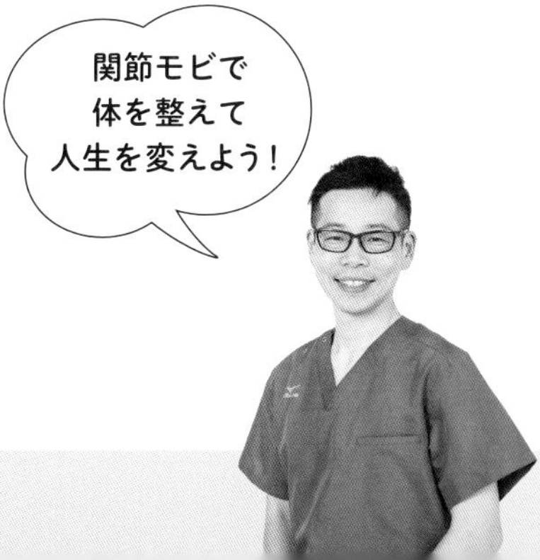

矢口拓宇

（やぐち・たくう）

理学療法士　保健医療学修士

1981年茨城県出身。筑波技術短期大学（現筑波技術大学）、国際医療福祉大学大学院卒業。病院勤務などを経て、医療・介護の現場で延べ4万人以上の治療経験を積む。自身が腰痛になったことをきっかけに、関節の柔軟性を保つオリジナルの体操で姿勢改善に取り組んだところ、腰痛の克服だけでなく、お腹やせダイエットにも成功。姿勢や体型、体の不調まで変わった実体験から、東京都北区に「姿勢矯正整体サロン・アイグレ」を開院し、体操の指導を開始。現在では企業経営者、芸能人、ミスコン出場者からビジネスマン、主婦、子どもまで幅広い層のクライアントが通う人気クリニックとなっている。2023年ベストオブミス埼玉ビューティーキャンプ講師、北区リハネット理事、王子生協病院非常勤療法士、ケアワークアカデミー非常勤講師、東京都北区教育委員会が後援する「子どもの姿勢セミナー」講師など多方面で活動中。患者さんに寄り添う専門家の育成のために一般社団法人日本エンカレッジ・リハビリテーション協会を設立し、代表理事を務める。著書に『患者さんがみるみる元気になる リハビリ現場の会話術』（秀和システム）、『腰痛を治しながらお腹がやせる！1日5分姿勢なおしダイエット』（角川春樹事務所）がある。

- **姿勢矯正整体サロン・アイグレ**
  https://shiseikyosei-aigle.com/
- **一般社団法人**
  日本エンカレッジ・リハビリテーション協会
  http://en-reha.com/
- **お腹やせアカデミー**
  http://onakayase.academy

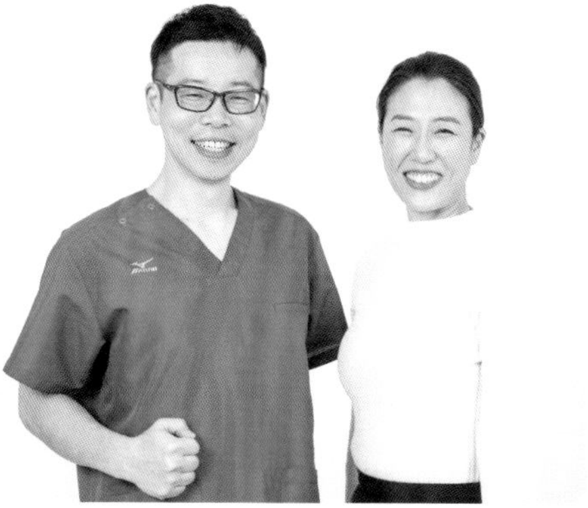

●モデル

石川佳奈

4年制の専門学校を卒業後、理学療法士として急性期から維持期まで病院で7年勤務。結婚・出産を経て介護施設へ転職し、特養から通所リハビリまで12年勤務。ミセスオブザイヤー2023神奈川大会Brilliant部門でグランプリを受賞。2024年に日本で行われる世界大会に出場予定。

staff

装丁・本文デザイン　柿沼みさと
DTP　片山智子
撮影　笹野忠和（BLiX）
校正　高梨恵一
編集　田口 卓

体がゆるむ！　整う！
自分でできる
関節モビライゼーション

第1刷　2024年3月31日

著　者　　矢口拓宇
発行者　　小宮英行
発行所　　株式会社 徳間書店
〒141-8202
東京都品川区上大崎3-1-1
目黒セントラルスクエア
電話　編集（03）5403-4350
販売（049）293-5521
振替　00140-0-44392

印刷・製本　大日本印刷株式会社

ISBN 978-4-19-865795-6